中华医学会精神医学分会组织编著

中国精神分裂症防治指南
（第二版）

主　　编　赵靖平　　施慎逊
副 主 编　司天梅　　张鸿燕
编　　委（以姓氏笔画为序）
　　　　　马小红　　王传跃　　王继军　　刘哲宁
　　　　　杨甫德　　陆　峥　　黄继忠
学术秘书：郑英君　　吴仁容　　苏　亮　　欧阳萱
　　　　　崔　勇　　刘　飞

图书在版编目（CIP）数据

中国精神分裂症防治指南／赵靖平，施慎逊主编. —2 版. —北京：中华医学电子音像出版社，2015.4
ISBN 978-7-83005-026-9

Ⅰ. ①中…　Ⅱ. ①赵…②施…　Ⅲ. ①精神分裂症-防治-指南　Ⅳ. ①R749.3-62

中国版本图书馆 CIP 数据核字（2015）第 120716 号

网址：www.cma-cmc.com.cn(出版物查询、网上书店)

中国精神分裂症防治指南（第二版）

主　　编：	赵靖平　施慎逊
策划编辑：	冯晓冬　史仲静
责任编辑：	史仲静　裴　燕
文字编辑：	孙艺倩
校　　对：	刘　丹
责任印刷：	李振坤
出版发行：	中华医学电子音像出版社
通信地址：	北京市西城区东河沿街 69 号中华医学会 610 室
邮　　编：	100052
E-mail：	cma-cmc@cma.org.cn
购书热线：	010-51322635
经　　销：	新华书店
印　　刷：	北京虎彩文化传播有限公司
开　　本：	850mm×1168mm　1/32
印　　张：	7.125
字　　数：	172 千字
版　　次：	2015 年 5 月第 2 版　　2024 年 12 月第 6 次印刷
定　　价：	50.00 元

内容提要

　　本书重点是对《中国精神分裂症防治指南》第一版进行更新、修订，同时增补国内外新上市的抗精神病药物、增加国内外新的临床研究证据与 Meta 分析结果及先进的治疗理念，并且参考了国外精神分裂症治疗指南的更新建议和内容。该书内容学术性、实用性强，可以为临床医师制定有效与合理的治疗决策提供重要的参考依据，便于临床专业医务人员学习和掌握。

序　言

　　由中华医学会组织编写的中国精神障碍防治指南丛书之一《精神分裂症防治指南》于 2003 年 9 月开始临床使用，2007 年正式出版（北京大学医学出版社出版）。在临床中推广使用已近 10 年，成为精神分裂症最佳合理临床治疗选择的重要参考依据。近 10 年来，上市的新型抗精神病药物品种不断增加，临床治疗研究的循证证据不断增多，国外一些治疗指南也在不断更新，有必要对《精神分裂症防治指南》第一版进行更新。因此，中华医学会精神医学分会组织了《中国精神分裂症防治指南（第二版）》编写小组对第一版的内容进行了更新和修订。第二版修订的重点内容包括：①增补国内外新上市的抗精神病药物；②增加国内外新的临床研究证据与 Meta 分析结果及先进的治疗理念；③参考国外精神分裂症治疗指南的更新建议和内容（附件 1）。指南第二版希望为临床医师制定有效与合理的治疗决策提供重要参考依据，以便为患者提供高质量的临床服务。同时，也希望让患者与家属了解该疾病的相关知识与有效防治方法，积极参与治疗联盟。

　　《中国精神分裂症防治指南（第二版）》强调：①精神分裂症需要全程的长期治疗，抗精神病药物维持治疗对预防疾病复发非常重要，是决定疾病预后和社会功能损害程度的关键因素。维持治疗是指病情稳定状态下的持续治疗，一定要保持急性期治疗获得的临床治愈疗效，避免疾病复发与症状的波动。维持治疗的时间在首发患者至少需要 2 年，1 次复发的患者需要 3~5 年，多次复发的需要维持治疗 5 年以上。维持期治疗的时间需要依据个体化原则。②维持期治疗推荐使用急性期获得临床治愈的抗精神病药物，以一种抗精神病药物为主，并使用适宜的个体化剂量。③推荐使用维持治疗中安全性高且耐受性好的抗精神病药物，减少药物不良反应并及时处理药物不良反应，提高患者药物治疗的依从性。治疗依从性差导致疾病多次复发的患者可以考虑使用长效剂型。④评估药物治疗的安全性与耐受性，定期进行必要的实验室检查，包括血液系统、心肝肾功能与糖脂代谢等指标。

药物的超说明书使用（off-lable use of medications）说明：指南中推荐使用的药物中有一些药物仅在国外获得了精神分裂症的适应证许可，但在国内尚未获得精神分裂症的适应证许可；有一些药物在国内外均未获得精神分裂症的适应证许可（药品说明书上未标明精神分裂症为适应证），但经常被临床用于精神分裂症的增效治疗或辅助治疗。指南中推荐的药物超说明书使用主要来源于发表的研究论文、专家共识与临床经验。超说明书使用的药物剂量与用法仍需要参照药品的说明书。

《中国精神分裂症防治指南（第二版）》中推荐治疗的证据分级标准与推荐分级标准见表 1 和表 2。

表 1   证据分级标准

分级	内容
1 级	至少 2 项足够样本量的重复双盲（DB）-随机对照试验（RCT），最好是安慰剂对照试验（RCT），和/或具有高质量的荟萃分析
2 级	至少 1 项足够样本量的 DB-RCT，包含安慰剂或活性药物对照组，和/或具有广泛置信区间的荟萃分析
3 级	前瞻性非随机对照试验，或病例报告或高质量的回顾性研究
4 级	专家建议/共识

表 2   推荐分级标准

分级	推荐强度	内容
A 级	优先选择	1 级证据+临床支持，疗效与安全性评价平衡
B 级	建议选择	3 级或以上的证据+临床支持，疗效和安全性评价平衡
C 级	酌情选择（证据不充分）	4 级或以上证据+临床支持，疗效和安全性评价不平衡
D 级	不选择	1 级或 2 级证据，但缺乏疗效

赵靖平

2015 年 4 月

目　录

第 1 章 精神分裂症概述

一、精神分裂症的概念

精神分裂症（schizophrenia）是一组常见的病因未明的严重精神疾病。多起病于青壮年，有知觉、思维、情感和行为等方面的障碍，一般无意识及智能障碍。病程多迁延，约占精神科住院患者的一半以上，约一半的患者最终结局为精神残疾，给社会以及患者和家属带来严重的负担。最新的研究认为，该病是脑功能失调的一种神经发育性障碍，复杂的遗传因素、生物及环境因素的相互作用导致了精神分裂症的发生。

精神分裂症患者的及时就诊和治疗的比率较低，治疗往往不及时。为了早发现、早治疗这一精神疾病，减轻疾病负担与减少精神残疾，有效地开展精神分裂症的防治已刻不容缓。

在美国 2013 年发布的 DSM-5 精神障碍诊断分类与标准中，首次将精神分裂症等疾病以谱系障碍进行分类，称为精神分裂症谱系及其他精神病性障碍，包括分裂型（人格）障碍、妄想障碍、短暂精神病性障碍、精神分裂症样障碍、精神分裂症、分裂情感性障碍（双相型/抑郁型）、物质/药物所致的精神病性障碍、由于其他躯体疾病所致的精神病性障碍、紧张症、与其他精神障碍有关的紧张症、由于其他躯体疾病所致的紧张症、未定的紧张症、其他特定的精神分裂症谱系及其他精神病性障碍、未特定的精神分裂症谱系及其他精神病性障碍。这些精神病性障碍往往需要使用抗精神病药物进行治疗。

二、流行病学概况

世界卫生组织估计，全球精神分裂症的终生患病率为3.8‰~8.4‰。美国报道的终生患病率高达13‰。每年的新发病例，即年发病率为0.22‰左右。尽管2/3的患者可能需住院治疗，但仅一半的精神分裂症患者获得了专科治疗。

1982年我国开展了12个地区精神疾病流行病学调查，其中精神分裂症的终生患病率为5.69‰（1985年发表），1994年进行的12年随访，上升为6.55‰（1998年发表），而且15岁以上人口中，城市的精神分裂症患病率显著高于农村，前者为7.11‰，后者为4.26‰。近10年来国内的区域性精神分裂症的患病率流行病学调查数据见表1-1。

1978年4月，国务院办公厅组织的包括精神残疾在内的全国残疾人抽样调查，涉及样本总数369 448户，计1 579 315人。结果显示：全国精神残疾率1.8%，其中精神分裂症残疾率为1.67%。1987年全国残疾人抽样调查资料（全国残疾人抽样调查办公室）显示精神残疾占各类疾病的4.4%（男4.0%，女4.8%）。

1994年3月至1996年4月，在四川新津县农村进行了精神分裂症流行病学调查。查出的510例精神分裂症患者中，有156例（男性81例，女性75例）自发病至调查时从未接受过任何治疗，占30.6%；354例接受过治疗，占69.4%。从未接受治疗者和接受治疗者的临床痊愈率分别为9.6%与31.1%。结果显示农村社区中精神分裂症自然预后较差。大约2/3的精神分裂症患者保留有明显的精神病性症状，社会功能损害明显，残疾率高。该研究经过14年的追踪随访，发现中国农村男性精神分裂症患者的长期转归较女性患者更差，这一差异体现在存活率、生活状态等方面。与女性患者相比，男性患者因各种原因死亡、自杀、无家可归及缺乏社会支持的比例更高，例如 2008 年随访时，仅有 58.5%的男性被调查患者仍存活，而这一数字在女性患者中为 74.3%。与女性患者相比，男性患者在 1994、2004 和 2008 年时处于离异状态、独居、家庭经济地位低的比例更高。

表 1-1　精神分裂症国内流行病学调查数据（%）

省　份	终生患病率	现（时点）患率	发表年份
中国七省市（地区）精神疾病流行病学调查（15 岁以上）	0.66	0.53	1998
贵州省（15 岁以上）	0.38	0.33	2003
西藏自治区（15 岁以上）	0.37	0.34	2004
江西省（15 岁以上）	0.78	0.58	2004
浙江省（15 岁以上）	—	0.96	2005
河北省：精神病性障碍（18 岁以上）	—	0.63	2006
中国四省市调查	—	0.80	2009
广西自治区（15 岁以上）	0.98	—	2010
北京市（18 岁以上）	0.72	0.66	2012
天津市（18 岁以上）	0.65	0.67	2012
海南省（15 岁以上）	1.37	—	2014

三、防治现状与任务

（一）中国精神分裂症的防治回顾

精神分裂症的高住院率与高致残率是直接导致患者贫困和

其家庭因病返贫的直接原因。此外，有危害生命与财产行为的精神分裂症患者还会带来社会安全问题。精神分裂症在任何国家都是重点防治的主要精神疾病。

我国精神医学和其他医学学科一样，贯彻执行预防为主的方针，以医院为中心扩大院外社区的防治工作，目前正在建立和健全适合我国国情的精神病防治体系，对早期发现及时治疗常见精神病取得了一定成果。主要有以下几个发展阶段：

建国初期，精神病防治工作主要致力于建立新的精神病医院，并在专业人员和防治机构严重不足的情况下，工作重点放在对重性精神病患者的收容、管理和治疗上。

20世纪70年代以来，我国已基本完成城乡基层卫生组织的建设，各地精神病院都先后建立了防治科，负责以精神病防治为主要内容的社区精神卫生服务工作，开展了大规模的精神病普查及流行病学调查，掌握了精神障碍的患病情况，为制定精神卫生服务计划提供主要依据。并对基层医务人员进行专业培训，城乡建立了精神病三级防治网，在农村设立家庭病床，大大降低了以精神分裂症为主的精神疾病的复发率和社会肇事率。

20世纪80年代起这一工作得到了重视。1986年全国第二次精神卫生工作会议起草了《关于加强精神卫生工作的意见》，从加强领导、增加投入、培养人才等方面推进了社区精神病防治和康复工作的发展。1991年国家的"八五"计划纲要将精神病防治康复工作纳入国家发展计划，探索实行开放式的防治康复方法，这给有精神疾病的千家万户带来了福音。全国残联将精神残疾的康复列入"八五"计划，这在国内外都是创举。2001年又召开全国第三次精神卫生工作会议，由于国家的重视、各级政府领导和有关部门的协作及参与，将为精神分裂症的防治提供更为有力的帮助，我国的精神卫生工作将会得到进一步发展。

进入21世纪以来，国家投入资金启动了重性精神疾病管理与治疗项目，启动了各级精神卫生专科医院的就医条件和环境的改造建设。颁布了《精神卫生法》以保障精神疾病患者的各项权益。

（二）目前形势和我们的任务

在 21 世纪中国疾病负担问题研讨会上，精神疾病已被列为疾病负担的第一位。精神分裂症的终生患病率仍有上升趋势。1994 年对四川新津县的调查中，大多数农村精神分裂症患者未接受治疗的主要原因有经济水平低、认识不足等。从未接受治疗者中，已经成为精神残疾者占 82.7%，其中极重度占 53.5%，重度占 14.7%。

另外，我国对精神分裂症的基础与临床研究远远不够，以社区为基础的康复（community based rehabilitation，CBR）与国外也存在较大差距。国内仅北京、上海、成都等城市较好地开展了 CBR，其余则因为多种原因尚未开展或开展得不尽如人意。这会对精神分裂症患者回归社会或多或少地造成不良影响。

四、重视精神分裂症的早期
与全程综合治疗与康复

随着 20 世纪 50 年代抗精神病药物的应用，给精神分裂症患者提供了治疗与康复的机会。但迄今为止，其远期预后结局仍无满意的改观，如药物治疗依从性差导致患者的症状多次复发，再入院率高，在整个病程中的自杀率较高，社会功能受损严重。因此，如何有效改善精神分裂症患者的不良预后结局，是成功治疗精神分裂症的根本所在和攻关难点。

根据国内外已经发展相对成熟的经验和理论，精神分裂症早期、综合与全程治疗和康复模式，是指为精神分裂症患者提供一个连续的、全面的医疗服务；服务场所不仅仅是在医院，

还包括社区；对象不仅仅是患者，还包括患者家属；方法不仅仅包括药物治疗，还包括指导社会功能和认知功能的康复。其最终目的是让患者更好地回归社会。这一全程治疗与康复理念已经逐步得到了精神医学界的共识。

目前在我国，医院虽然能够给患者提供一个相对完善的医疗服务，但由于治疗时间等限制，单纯院内治疗无法满足全程治疗与康复的需求。只有社区服务不断发展完善，社区康复与医院治疗有效地衔接起来，当患者病情严重时，才可转诊到医院进行急性期治疗，待病情得到控制后再回到社区进一步康复治疗，这样才能真正地实现连续的、全面的服务。

使用抗精神病药治疗还存在如下问题：

1. 患者服药的依从性差　多数患者没有很好地遵嘱服药，表现为少服、漏服或过早中断药物治疗，称为服药依从性差。调查数据表明，第一次发作患者有60%服药依从性差，74%的精神分裂症患者在用药的一年半内中断药物治疗。在最初治疗的第一年内，达到医学上依从性好的标准的患者不到50%。服药依从性差、治疗过早中断会影响预后和功能恢复。

2. 患者服药后产生不良反应　部分患者对药物非常敏感，服药不久后会出现肌肉不灵活，体重明显增加，血糖、血脂均升高。他们可能会因为不喜欢药物的不良反应而停止用药，而且不再尝试换用其他药物，这也是服药依从性差的原因。

3. 患精神分裂症后因"病耻感"出现新的问题　超过50%的患者在康复过程中会出现新的问题或新的症状，如精神分裂症后抑郁、病耻感、各种心理应激增加，感到心情差、忧郁、焦虑不安、烦躁、易怒，害怕遭受周围人的歧视等，其中滥用成瘾物质（如吸烟、饮酒、吸毒等）会明显妨碍治疗效果。

4. 药物对认知损害的疗效不理想，影响社会功能恢复　药物控制精神症状，是否意味着患者就可以像以前一样能够正常生活、学习和工作？答案是否定的，约80%的患者精神症状虽然缓解了，但生活质量不高，生活、学习和工作大不如前，自我照料能力下降，不能够独立生活，不能够胜任工作和学习，也就无法良好地回归到社会。

如何解决上述问题？研究结论告诉我们，对精神分裂症的治疗，不仅需要系统的药物治疗，还要心理社会综合干预；不仅要控制精神症状，还要改善生活质量、提高社会功能，最终使患者回归社会。

五、前驱期症状与未治疗期的概念

大部分精神分裂症患者在症状明朗化并得到诊断之前，或者是在发展成为典型的精神分裂症之前，往往有一个前驱期（prodromal stage）。在这个阶段，尽管个体并未表现出明显的精神病性症状，但已经出现性格、情绪、行为、社会功能等多方面的改变，甚至可出现感知觉、思维、认知功能、意志活动等诸多异常。这是一个特殊的阶段，可能持续 1~5 年，甚至更长时间而不被注意。但如果能对这个阶段进行早期识别和干预，就能够有效地缩短精神分裂症的未治期（duration of untreated psychosis，DUP），DUP 的缩短对改善精神分裂症的疗效和预后是至关重要的。

前驱期个体常经历几个不同阶段的发展。早期超高危个体（ultra high risk，UHR）是以比较微弱的自我体验损害为特征。主要包括自我感知、压力耐受、思维组织以及社会和非语言交流的障碍，这些障碍一般很难被别人觉察。中期 UHR 会出现逐渐明显的精神分裂症阴性症状，包括社会隔离、情感表达能力下降、刻板或简单思维、古怪行为表现以及个人卫生变差。晚期 UHR 以更大范围的逐渐加重的阳性症状为特征，主要包括低于精神病诊断水平的非寻常的思维内容、猜疑、夸大、感知异常和认知混乱。

　　心理社会干预和药物干预成为目前前驱期主要的治疗干预方法。药物干预主要包括小剂量非典型抗精神病药、抗抑郁药和营养补充剂等；心理社会干预包括认知行为治疗、家庭干预、支持治疗、认知矫正治疗等；除此之外还包括健康教育、技能训练以及单纯的监测管理。物理干预有经颅磁刺激治疗等。

　　药物与心理社会干预的侧重点不同，可以分阶段加以实施。药物可能在前驱期后期（即离发病最近的一段时间）比较有优势，因为这一时期患者的精神症状更多，患者更可能发展为精神疾病，在这一时期患者更容易接受药物治疗。心理干预治疗可能对于更早、精神症状更少的时期，着重强调应激处理、应付方式的学习和改善功能为目标。但目前仍缺乏临床试验证据支持。

第 2 章 精神分裂症的病因与发病危险因素

郑英君　赵靖平

中南大学湘雅二医院

精神分裂症的发病危险因素尚未完全阐明，目前主要的观点包括：大脑神经发育障碍导致脑内存在微小的病理变化是发病的基础；遗传和环境因素在精神分裂症的发病过程中起到重要作用。

一、神经发育障碍

目前认为精神分裂症是神经发育障碍的大脑疾病。精神分裂症的神经发育障碍观点认为，在脑内神经元及神经通路发育和成熟过程中出现的紊乱导致发病，有可能存在大脑神经环路的病理改变。该病因学观点的主要支持证据见表2-1。

从神经发育障碍角度解释精神分裂症在青春期晚期或成年早期才出现精神病性症状的原因，第一个可能性是发育早期的病变直到发育的较晚期无法代偿时才表现出来。第二个可能性是发育的病变能影响神经通路形成或调控过程，如前额叶皮质突触兴奋性-抑制性的精细调节过程，而这一过程在发育早期对全脑功能影响不明显，直到青春期的晚期才需要达到精确的平衡，才显示失衡与发病。无论是哪种推测的方式，从神经发育障碍角度均提示把握早期干预的时机对精神分裂症的防治具有重要意义。

表 2-1　精神分裂症神经发育障碍病因学观点的支持证据

证据类型	证据的具体内容
神经病理学证据	1. 患者存在脑室扩大和皮质体积减小等
	2. 存在神经细胞构筑异常和其他神经变性特征
	3. 缺乏神经胶质细胞增生
	4. 异常透明隔的发生率增加
其他证据	1. 产科并发症是常见的环境危险因素
	2. 在儿童期存在神经运动、行为和智力损害等
	3. 患者异常皮纹和躯体微小异常发生率增加
	4. 实验性神经损伤可以对相对行为和神经生化指标产生延迟效应

二、遗传因素

在人类基因组中有 100 多个遗传区域与精神分裂症有关，研究证明遗传学因素是精神分裂症发病的危险因素。目前认为该病是一种复杂的多基因遗传疾病，其遗传度为 70%~85%。全基因组遗传连锁分析研究表明，精神分裂症并不是单基因遗传病，而可能是由多个微效或中效基因共同作用，并在很大程度上受环境因素的影响。已经报道与精神分裂症连锁的区域包括：6p24-p22、6q13-q26、10p15-p11、13q32、22q12-q13、1q32-q41、5q31、6q25.2、8p21、8p23.3、10q22 和 10q25.3-q26.3等，其中尤其是 6 号染色体与精神分裂症关系密切，尤其在前5 个区域得到了不同样本的重复验证。在多项大样本分析中被初步证实与精神分裂症可能相关而备受关注的易感基因主要有多巴胺受体基因 *DRD2*、*NRG*1、*DISC*1、*DTNPB*1 和锌指蛋白 804（*ZNF*804A）等。精神分裂症的表观遗传学研究也显示，DNA 甲基化、组蛋白修饰和 MicroRNA 等的异常均可能与精神分裂症的发病有关。

三、环境因素

一系列环境因素是精神分裂症发病的重要因素，既有生物学因素也有社会心理因素，从胎儿期一直到成年早期都可能对神经发育障碍起到不同程度的影响，见表 2-2。

表 2-2　与精神分裂症发病风险相关的主要环境因素

类别和时期	具体因素
生物学因素	
1. 胎儿期（母孕期）	母孕期感染，尤其在妊娠早期和中期（流感病毒、弓形虫、单纯疱疹病毒、麻疹病毒、风疹病毒等）
	早期严重营养不良
	微量营养素的缺乏（维生素 D 缺乏、叶酸或同型半胱氨酸缺乏、铁元素缺乏等）
	重金属中毒（铅中毒等）
	胎儿缺氧
2. 围生期	产科并发症（产伤、缺氧、先兆子痫等）
3. 青少年期和成年早期	大麻等精神活性物质的使用
	儿童期颅脑创伤、感染等
4. 父亲因素	受孕时父亲年龄过大（>45 岁）
5. 出生季节	冬末春初季节出生
社会心理因素	经济状况差，移民，应激性生活事件（童年期创伤、母婴分离、发病前应激性事件等）

四、神经生化因素

神经递质在调节和保持正常精神活动方面起着重要作用，而许多抗精神病药物的治疗作用也与某些中枢神经递质浓度或受体功能密切相关，因此提出了精神分裂症的多种神经递质假说。其中影响最大的是多巴胺假说，近年来谷氨酸假说、γ-氨基丁酸（GABA）假说和5-羟色胺假说也受到广泛的关注和重视。表2-3中列举了精神分裂的主要神经递质病因学假说的基本内容。

五、神经影像学及神经病理学
相关异常发现

与正常人群大脑相比，精神分裂症患者的大脑在结构性影像学和功能影像学研究中都显示存在很多神经缺陷。神经影像学研究技术方法学繁多，其中结构性影像学研究结果可重复性更高。基于体素的形态学测量（voxel-based morphometry，VBM）分析技术可以定量测定灰质和白质的体积和密度，最大程度上避免了人为因素的影响，结果更加客观。目前为止的MRI-VBM研究结果总结分析显示，慢性精神分裂症的最主要表现为颞上回灰质减少（约占研究的81%），其次为额下回、额叶内侧、颞叶内侧及岛叶的灰质减少（占研究的50%~70%）。某些脑区，如基底节灰质密度增加（约占研究的31%）。首发精神分裂症的MRI-VBM研究中较为一致地发现时扣带回前部和右顶叶的灰质减少（占15%~25%），其次为额下回和额叶内侧的灰质减少；而首发患者2~3年随访研究提示，额叶-颞叶的灰质呈进行性减少，逐渐与慢性精神分裂症患者的研究结果趋于一致。无论首发还是慢性患者，额叶和颞叶的白质减少均较为明显，见表2-4。

表 2-3　精神分裂症病因学中的主要神经递质假说概况

各种神经递质假说	主要观点	支持性依据	不支持性依据
多巴胺假说	纹状体 D_2 系统的高多巴胺能状态引发阳性症状，而前额叶 D_1 系统的多巴胺能状态与较高级别的认知功能缺陷相关 "多巴胺神经发育缺陷假说"认为在儿童期为多巴胺神经突触发育不全（某些多巴胺神经通路发育障碍或前额皮质 D_1 受体原发性低下），到了青春期后多巴胺神经尤其是中脑皮质通路的负荷加大，才逐渐表现出该通路的多巴胺功能不足，通过启动反馈机制，中脑多巴胺神经元代偿性释放增加导致中脑边缘通路过度激活，出现幻觉、妄想等阳性症状。而中脑皮质通路仍然功能不足则表现为认知缺陷、阴性症状和情感症状	1. 抗精神病药物（一代）的临床效价与多巴胺 D_2 受体阻断作用强弱有关 2. 多巴胺受体激动剂（苯丙胺类）可导致正常人有幻觉、妄想 3. 首发未治疗患者纹状体多巴胺 D_2 受体数量增加 4. 脑内存在中脑皮质通路和中脑边缘通路等多巴胺神经通路	人体血浆和脑内多巴胺的主要代谢产物高香草酸（HVA）研究结果缺乏一致性 临床发现具有多巴胺受体阻断作用的抗精神病药物（一代）并非对所有阳性症状患者有效，而对阴性症状和认知功能几乎无效 某些二代抗精神病药物对多巴胺 D_2 受体作用较弱，但仍有明显疗效 疗效远远滞后于多巴胺 D_2 受体的阻滞

（待续）

续表 2-3

各种神经递质假说	主要观点	支持性依据	不支持性依据
谷氨酸假说	**1. 谷氨酸假说**　脑内谷氨酸功能不足，尤其是 NMDA 受体功能减退。认为：①由于大脑谷氨酸 NMDA 受体的功能障碍而导致的大脑整体功能紊乱；②当前额叶皮质 NMDA 受体功能低下时，皮质-边缘通路的皮质 γ-氨基丁酸（GABA）能神经对边缘系统抑制功能不足，导致边缘系统多巴胺（主要为 D_2 受体）脱抑制性兴奋，引起阳性症状 **2. 谷氨酸系统功能异常增强假说**　认为：①脑内 NMDA 受体功能原发性低下（或者应用 NMDA 受体拮抗剂时能够作用于 GABA 神经上的 NMDA 受体）抑制了 GABA 神经的活性；②GABA 释放减少导致 GABA 能神经元对谷氨酸神经抑制减弱；③由于 GABA 系统抑制减弱导致谷氨酸能神经系统脱抑制性大量释放，最终导致精神症状的发生。	1. 谷氨酸 NMDA 受体拮抗剂苯环已哌啶（PCP）等可使正常人出现一系列类似精神分裂症患者的幻觉妄想等阳性症状和阴性症状，也可使精神分裂患者症状加重 2. 患者脑脊液内谷氨酸浓度低下，前额叶、海马、边缘系统及纹状体等部位谷氨酸传递过程异常 3. 研究显示患者脑内兴奋性谷氨酸功能紊乱，大脑新皮质的 NMDA 受体数量及谷氨酸结合力降低	激活谷氨酸受体并不能治疗患者的幻觉、妄想等阳性症状

（待续）

各种神经递质假说	主要观点	支持性依据	不支持性依据
5-羟色胺假说	认为前额叶皮质 5-羟色胺功能不足,提示大脑皮质无法对皮层下进行适度抑制,从而出现皮层下多巴胺能神经元活动的亢进;阴性症状是由于边缘系统多巴胺能神经元的激发点火受到抑制	作用于 5-羟色胺的麦角酸二乙基酰胺(LSD)对正常人具有强烈的导致幻觉和妄想的作用。某些二代抗精神病药物能够阻断 5-HA2 受体间接使多巴胺释放增加改善了阴性症状	单纯拮抗或激活 5-羟色胺受体并不能治疗患者的幻觉、妄想等阳性症状
γ-氨基丁酸假说	认为由于脑发育障碍,GABA 中间神经元受损,但青春期以前这种缺损还可以通过上一级的谷氨酸能神经纤维数量和功效增加所代偿。随着神经系统发育成熟,该机制不足以代偿时就表现为对皮质的兴奋性神经元和边缘系统抑制的降低,导致脱抑制性兴奋引发精神症状	1. 研究发现患者背外侧前额叶中 $GABA_A$ 受体 α_2 代偿性异常增高,而 GABA 能神经元数量减少 2. 患者额叶/前额叶的部分 GABA 能神经元的谷氨酸脱羧酶(GAD)活性降低、GABA 的摄取和释放减少、GABA-A 受体结合力增强、海马和扣带回前部的 GABA 能神经元及突触后膜的 GABA 受体数量减少	拟 GABA 能药物并不能改善精神分裂症的阳性或阴性症状

表 2-4 精神分裂症神经病理学发现

神经病理学发现	证据强度
影像学发现	
侧脑室和第三脑室的增大	＋＋＋＋
皮质体积缩小	＋＋＋＋
不成比例的颞叶体积缺失（包括海马）	＋＋＋
丘脑体积缩小	＋＋
皮质体积缺失影响灰质而不是白质	＋＋
与抗精神病药物相关的基底节神经节增大	＋＋＋
组织学发现	
以神经胶质增生缺失为本质特征	＋＋＋
较小的皮质和海马神经元	＋＋＋
较少的丘脑基部神经元	＋＋＋
海马突触及树突指标的降低	＋＋
白质神经元分布不均	＋
内嗅皮质发育不良	＋/－
皮质或海马神经元缺失	＋/－
海马神经元排列紊乱	＋/－

注：＋/－ ＝差；＋ ＝中度；＋＋ ＝好；＋＋＋ ＝强；＋＋＋＋ ＝Meta 分析证实

　　神经影像学和神经病理学研究结果支持精神分裂是神经发育障碍性脑疾病的观点，也佐证了精神分裂症患者随着病程迁延出现不可逆的脑损伤导致不同程度精神衰退的病理过程。因此提示了早期发现、早期干预的重要性，另一方面也提示坚持长期服药预防复发是防止精神衰退的关键。

六、感染与免疫学因素

在妊娠早期和中期母孕期的感染暴露（流感病毒、弓形虫、单纯疱疹病毒、麻疹病毒、风疹病毒等）一直被认为可能是引起后代在成年期后发生精神分裂症的重要危险因素。多数学者认为不同病原体的感染可能都是通过类似的免疫反应机制引发精神分裂症的，如感染导致母体内细胞因子浓度增加，而细胞因子又通过胎盘进入胎儿体内，通过血脑屏障进入胎儿大脑，刺激小胶质细胞和星形胶质细胞产生大量细胞因子、氧自由基和兴奋性谷氨酸，构成神经细胞毒性损伤，通过影响神经发育或变性损伤，从而引起精神分裂症有关神经通路发育障碍等。

精神分裂症患者的血浆或脑脊液中，检测到 IL-1、IL-2、IL-6、IL-8 等多种炎性因子以及干扰素（INF）浓度的增高，表明精神分裂症患者存在中枢神经系统免疫学异常。有证据表明中枢神经系统和免疫系统之间存在着复杂的网络调控机制，细胞因子可能在这种网络中发挥重要的作用。精神分裂症患者体液免疫和细胞免疫中均有细胞因子处于激活状态，这种过度激活可能引起免疫功能紊乱，还可能引起自身免疫性疾病。

第3章 精神分裂症的临床评估和诊断分类

张鸿燕　司天梅
北京大学第六医院　北京大学精神卫生研究所

对精神分裂症的临床评估内容包括：①确认精神分裂症相关症状的存在，其数量和严重程度；②了解精神分裂症发病情况、持续时间、病程特点；③了解对患者社会功能的影响；④探索发病与影响预后的可能危险因素。

一、精神分裂症的诊断评估

（一）病史收集

鉴于精神障碍的特殊性，病史采集应包括所有可能的信息来源，精神分裂症患者因精神症状、自知力损害以及社会功能受损等原因，常需由知情人提供病史，知情人可能是家属、同事、同学、朋友等，有时还需要补充其他信息加以证实。因此在采集病史时，要注意全面性、客观性，切忌主观性和片面性。通常应注意：①采集病史前应阅读有关医疗档案（如门诊病历、既往住院病历）和其他书面资料。②如果知情人与患者之间提供的病史分歧较大，应单独进行询问并进一步确定 。③防止过分强调精神因素而忽视躯体因素。④防止过分注意阳性症状，而忽视阴性症状、前驱症状和情感症状。⑤防止过分注意情感反应和行为异常，而忽视思维的内心体验的异常。⑥采集老年患者病史时应注意询问是否存在器质性疾病，例如意识障碍、智能损害和人格改变等。⑦采集儿童患者病史时，应注意家长的心理状况，必要时请其他知情人（如幼儿园或学校老师）补充。总之，收集病史应耐心倾听知情人的叙述，善于引导，客观地询问，并汇总分析所得资料，以便取得全面真实的病史。

主要内容应包括：

（1）病前是否存在心理社会因素：如负性生活事件及对患者的影响；可能的诱因。

（2）本次发作的临床表现：包括起病的急缓，最早出现的精神症状，最突出的症状，有无躯体（主要是自主神经系统方面的）症状，以及睡眠、饮食和体重变化等。尤其要注意有无自杀、自伤、冲动毁物、暴力伤人或外走等行为，以及症状的存在特点。还应询问患者的生活自理及社会功能状况。

（3）病程特征：应询问既往发作情况，首次发作时的年龄；每次发作的主要症状，严重程度，持续时间；间歇期有无残留症状；注意寻找可能被忽略的早期恶化或复发的证据。

（4）治疗情况：应询问既往的治疗情况，包括各种治疗手段及其疗效，使用过的药物名称、最大剂量、疗效及主要不良反应。在治疗巩固期和维持期的剂量和疗效，治疗对病程的影响等。

（5）既往史：询问是否患有躯体疾病，是否有精神活性物质滥用和依赖，以及既往药物过敏史。

（6）个人史：对儿童和青少年患者应特别询问母亲在孕期的健康问题、酗酒或物质滥用问题，分娩过程是否顺利，围产期是否发现有先天缺陷或损伤，关注早年心理发育期的成长环境，有无家庭暴力和虐待史。成年人应关注病前性格特点，是否有孤僻内向、敏感多疑、固执胆小、消极回避的倾向。应了解患者的婚恋及家庭关系情况；女性患者应了解月经情况；应了解患者的饮酒和吸烟情况。

（7）家族史：询问两系三代有无精神障碍、精神异常和行为异常史，特别是精神病家族史。

（二）精神检查

1. 精神检查的一般原则

（1）事先熟悉病史，掌握有关线索和询问重点。

（2）首先要建立良好医患关系，取得患者的信任。

（3）不轻易打断患者谈话，耐心倾听，善于引导启发。

（4）不过早评论患者谈话和给予说服指导，不过早下结论。

（5）针对不同对象采用不同的交谈方式。

2. 精神检查的方法

（1）注意环境安静，避免外界干扰，但病史中有兴奋冲动行为的最好不单独与患者相处。

（2）掌控检查时间，检查时间不宜过长，否则会使患者不耐烦或不配合，时间太短往往检查不充分，难以获得全面的信息资料。住院患者检查合作情况下一般精神检查不少于 30 min，门诊精神检查时可相应缩短。精神检查可以与一般查体与神经科检查结合进行。

（3）直接交谈与间接观察相结合，一般先为开放启发式交谈，然后再进行封闭式交谈和针对性询问。在检查过程中，尽可能让患者自己主动叙述症状，尽量不启发、不暗示、不诱导。注意确定患者的主要症状，对一些含糊不清的回答，需进一步澄清和确认。

（4）尽量了解遗传、性格、心理社会各方面因素对患者的影响。在检查过程中，医生要向患者表达对他的关心、同情、尊重，同时显示一定的职业与专业能力，以建立相互信任和良好的医患关系，使患者能够坦诚地和医生进行交谈。

（5）将通常认为难以回答或让人难堪的问题（如关于自杀的问题、与性有关的问题等），尽量放在谈话的后期进行，询问时注意方式，充分考虑患者的受教育水平和对问题的接受度。

（6）精神检查结束前，要给患者提问的机会，可对一些主要问题作出解释，并对患者的担忧给予劝慰。

（7）精神检查时，如患者情况允许，应随时做好记录。

（8）对患儿进行精神检查时，应注意儿童特点，掌握接触患儿的技巧。

（9）对伴有脑器质性损害的精神分裂症患者应注意智能检查。

3. 精神检查提纲

（1）合作患者的检查提纲

1）一般表现：①接触情况：注意接触主动性、合作程度、对周围环境态度，意识清晰度；②日常生活：包括仪表、饮食、二便及睡眠。参加病房活动，与医护人员和病友接触情况。女患者要注意经期情况；③定向力：包括自我定向如姓名、年龄、职业，以及时间（特别是时段的估计）、地点、人物及周围环境的定向能力。

2）认知障碍：①感知障碍：a. 错觉，b. 幻觉，c. 感知综合障碍。要注意错觉、幻觉、感知综合障碍的种类、性质、强度、持续时间、频度，以及对情绪、行为和社会功能的影响，与其他精神症状的关系等。例如，幻听系真性还是假性、言语性或非言语性、有无评论性和命令性内容、持续时间、出现频率、情绪和行为是否受幻听影响和支配、有无妄想性加工、与其他症状如妄想的关系、对社会功能的影响、对幻听的自知力等。②思维障碍：a. 思维形式障碍：注意语量、语速、言语流畅性、连贯性、是否切题。注意有无思维松弛和破裂。注意交谈时的言语反应速度，有无迟缓和粘滞。b. 思维内容障碍：如观念与妄想的种类、性质、强度、持续时间、频度、以及对情绪、行为和社会功能的影响、与其他精神症状的关系等。例如，妄想系原发性或继发性、具体内容、出现时间、持续时间、系统性、荒谬性、泛化性、妄想内容的情感性质、出现时的情感状态、有无进一步妄想加工、与其他精神症状的关系、对妄想的自知力等。c. 思维逻辑障碍：精神检查中主要注意病理性象征思维，语词新作，诡辩症，其他病理性逻辑推理障碍等。但需注意各种精神症状如幻觉和妄想等都存在逻辑问题，不应罗列在本项。③注意力：评定是否存在注意减退或注意涣散，有无注意力集中方面的困难。④记忆力：如有记忆减退，应进一步检查。⑤智能：包括一般常识、记忆力、计算力、理解力、分析综合以及抽象概括能力等，若有智能损害，应进一步检查。⑥自知力：需判断自知力的完整性以及对治疗的态度。可以从是否异常、是否有病、是否需要治疗几个层面询问。

3）情感障碍：应注意患者情感障碍的表现，有无情感平淡、情感退缩、情感不协调等。还需要注意患者的表情、姿势、肢体语言、语调语速、内心体验、情感稳定性、对周围人与事物的反应性、态度和感染力等。

4）意志行为障碍：应注意患者的意志行为障碍的表现、对社会功能的影响、与其他精神症状的关系等。还要注意意志行为的指向性、自主性、目的性、坚定性、果断性、切实可行性等方面的障碍。

（2）兴奋激越、木僵和不合作患者的精神检查：对兴奋激越和木僵等不合作患者的检查常有困难，应密切观察病情变化，通过耐心细致的观察可以对患者的表情、情感反应和言语行为进行分析和判断。特别注意在不同时间和不同环境的变化。检查时具体应注意四方面：

1）一般外表：①意识状态：一般可从患者的自发言语、面部表情、生活自理情况及行为等方面进行判断。特别对兴奋激越患者，要注意其言语运动性兴奋状态，通过多方面细致观察、分析有无意识障碍，并可通过患者的自发言语、生活起居以及对医护人员接触时的反应，分析判断有无意识障碍。②姿势：

注意姿势是否自然，有无怪异姿势，姿势是否维持较久不变或多动少停。患者肢体被动活动时的肌张力和反应。③日常生活：饮食、睡眠、二便自理情况。女患者料理经期卫生情况。拒食患者对鼻饲、输液的反应。对木僵患者要关注排尿情况，避免急性尿潴留所致膀胱破裂。

2）言语：注意兴奋激越患者言语的内容及其连贯性、吐字是否清晰、语调高低、能否用手势或表情示意。缄默不语患者有无用文字表达的能力，有无失语症。

3）面部表情与情感反应：注意患者面部表情变化与环境的协调性，如接触工作人员及家属的情感反应差异，对问话的情感反应。患者独处时，睁闭眼情况，有无双目凝视，精神恍惚等表现。

4）动作与行为：患者的活动量，有无本能活动亢进；怪异姿势如蜡样屈曲与异常动作，如刻板动作、持续动作、模仿动作等；执行要求情况如违拗、被动服从等；有无自伤、自杀、冲动、攻击行为。

（三）躯体与实验室检查

应进行必要的躯体和实验室检查，检查应全面、仔细、认真。实验室检查包括血、尿常规，血生化，电解质，甲状腺功能，激素水平等，还应进行胸透或胸 X 线片、脑电图、心电图等检查，尤其注意血糖、血脂、肝肾功能、心电图等。以便对同时存在的躯体疾病作出诊断，或排除可能引起精神分裂症样症状的其他躯体疾病。

虽然目前尚没有客观的生物学指标可用于精神分裂症的诊断，但可选择有一定参考价值的眼球轨迹（追踪）运动试验和近红外脑血流热成像检查辅助诊断。另一个可能的生物学指标是事件相关电位 P300，事件相关电位 P300 为内源性诱发电位，与注意、记忆功能、信息处理等有关，部分精神分裂症患者会出现波幅降低和潜伏期延长。

有条件的医院可进行 CT 或 MRI 检查，以排除脑器质性疾病引起的精神病性症状。有研究表明，部分精神分裂症患者会出现脑室扩大、脑沟变宽、额叶变小等改变，但这些变化与病程和抗精神病药物的使用是否有直接的关系尚不清楚。

二、精神分裂症的临床表现、病程和预后

（一）临床表现

大多数精神分裂症患者初次发病的年龄在青春期至 30 岁之间。起病多较隐袭，急性起病者较少。精神分裂症的临床表现错综复杂，除意识障碍、智能障碍不常见外，可出现各种精神症状。

1. 前驱期症状　在出现典型的精神分裂症症状前，患者常常出现不寻常的行为方式和态度。由于这种变化较缓慢，可能持续几个月甚至数年，或者由于这些变化不明显，未给予特别的关注和干预，多是在回溯病史时才能发现。

据 Yung 和 McGorry 总结，前驱症状的发展形式主要归纳为 2 种，Huber 等又补充第 3 种为"前哨综合征"的类型。①非特异性变化→特异性的精神病前症状→精神病；②特异性变化→对此变化的神经症性反应（症状）→精神病；③前哨综合征，这些前驱症状也可以自动缓解，并不直接发展至精神病。主要的前驱症状按出现频度递减：注意减退、动力和动机下降、精力缺乏、抑郁、睡眠障碍、焦虑、社交退缩、猜疑、角色功能受损和易激惹。

2. 精神症状

（1）思维障碍：精神分裂症的众多症状中，思维障碍是最主要、最本质的症状，往往因此导致患者认知、情感、意志和

行为等精神活动的不协调与脱离现实，即所谓"精神分裂"。

1）思维形式障碍：又称联想障碍。主要表现为思维联想过程缺乏连贯性和逻辑性，这是精神分裂症最具有特征性的症状。与精神分裂症患者的交谈多有难以理解和无法深入的感觉。阅读患者书写的文字材料，也常不知所云。在交谈时，患者说话毫无意义地绕圈子，经常游移于主题之外，尤其是在回答医生的问题时，句句说不到点子上，但句句似乎又都沾点儿边，令听者抓不住要点（思维散漫）。病情严重者，言语支离破碎，根本无法交谈（思维破裂）。

有时患者会对事物作一些不必要的、过度具体化的描述，或是不恰当地运用词句。有的患者使用普通的词句、符号甚至动作来表达某些特殊的、只有患者本人才能理解的意义（病理性象征性思维）。有时患者创造新词或符号，赋予特殊的意义（词语新作）。

有时患者逻辑推理荒谬离奇（逻辑倒错性思维）；或者中心思想无法捉摸，缺乏实效的空洞议论（诡辩症）；或者终日沉湎于毫无现实意义的幻想、宏伟计划或理论探讨，不与外界接触（内向性思维）。有时患者脑中出现两种相反的、矛盾对立的观念，无法判断对错，影响行为取舍（矛盾思维）。

有的患者可在无外界因素影响下思维突然出现停顿、空白（思维中断），或同时感到思维被抽走（思维被夺）。有的患者可涌现大量思维并伴有明显的不自主感、强制感（思维云集或强制性思维），有时患者会感到某种不属于自己的，别人或外界强行塞入的思想（思维插入）。

慢性患者可表现为语量贫乏，缺乏主动言语，对问题只能在表面上产生反应，缺乏进一步的联想（思维贫乏）。

2）思维内容障碍：主要是指妄想。精神分裂症的妄想往往荒谬离奇、易于泛化。在疾病的初期，患者对自己的某些明显不合常理的想法可能持将信将疑的态度，但随着疾病的进展，患者逐渐与病态的信念融为一体。妄想的发生可以突然出现，与患者的既往经历、现实处境以及当时的心理活动无关（原发性妄想）。也可以逐渐形成，或是继发于幻觉、内感性不适和被动体验。

最多见的妄想是被害妄想与关系妄想。妄想有时表现为被动体验，这往往是精神分裂症的典型症状。患者丧失了支配感，感到自己的躯体运动、思维活动、情感活动、冲动都是受他人或受外界控制的。被动体验常常会与被害妄想联系起来，或描述为影响妄想（被控制感）、被洞悉感。其他多见的妄想还有释义妄想、嫉妒或钟情妄想、非血统妄想等等。

（2）感知觉障碍：精神分裂症最突出的感知觉障碍是幻觉，以言语性幻听最为常见。精神分裂症的幻听内容可以是争论性的或评论性的，也可以是命令性的。幻听有时以思维鸣响的方式表现出来。患者行为常受幻听支配，如与声音长时间对话，或因声音而发怒、大骂、大笑、恐惧，或喃喃自语，或作侧耳倾听，或沉湎于幻听中自语自笑。也可见到其他类型的幻觉：如某患者拒绝进食，因为她看见盘子里装有碎玻璃（幻视）；某患者感到有人拿手术刀切割自己的身体，并有电流烧灼伤口的感觉（幻触）等。

（3）情感障碍：主要表现为情感迟钝或平淡。情感平淡并不仅仅以表情呆板、缺乏变化为表现，患者同时还有自发动作减少、缺乏肢体语言。在谈话中很少或几乎根本不使用任何辅助表达思想的手势和肢体姿势，讲话时语调单一、缺乏抑扬顿挫，与人交谈时很少有眼神接触，多茫然、低头或东张西望。患者丧失了幽默感及对幽默的反应，检查者的诙谐很难引起患者会心的微笑。

情感淡漠也是常见的情感障碍。最早涉及较细腻的情感，如对亲人的体贴，对同事的关心、同情等。加重时患者对周围事物的情感反应变得迟钝，对生活、学习或工作的兴趣减少。

随着疾病进一步发展，患者的情感日益淡漠，对一切无动于衷，丧失了与周围环境的情感联系。

患者的情感反应可表现为与内在思维或外界环境的不协调。有的患者在谈及自己不幸遭遇或妄想内容时，缺乏应有的情感体验，或表现出不恰当的情感。少数患者出现情感倒错，如获悉亲人病故却表现欣喜。

抑郁与焦虑情绪在精神分裂症患者中也并不少见，有时导致诊断困难。

（4）意志与行为障碍：患者的活动减少，缺乏主动性，行为变得孤僻、被动、退缩（意志减退）。患者在坚持工作、完成学业、料理家务方面有很大困难，往往对自己的前途毫不关心、没有任何打算，或者虽有计划，却从不实施。患者可以连坐几个小时而没有任何自发活动，或表现为忽视自己的仪表，不知料理个人卫生。有的患者吃一些不能吃的东西，如喝尿，吃粪便、昆虫、草木（意向倒错），或伤害自己的身体。有时可出现愚蠢、幼稚的作态行为，或突然的、无目的冲动行为，甚至感到行为不受自己意愿支配。

有的患者表现为紧张综合征：因全身肌张力增高而命名，包括紧张性木僵和紧张性兴奋两种状态，两者可交替出现，是精神分裂症紧张型的典型表现。木僵时以缄默、随意运动减少或缺失以及精神运动无反应为特征。木僵患者有时可以突然出现冲动行为，即紧张性兴奋。

3. 临床分型和临床症状群

（1）传统临床分型：根据临床现象学 DSM-IV 和 ICD-10 将精神分裂症分为以下几个常见亚型。

1）偏执型：最常见。以相对稳定的妄想为主，往往表现为多疑，内容荒谬离奇，多伴有幻觉（特别是幻听）。言语、情感、意志、行为障碍不突出。起病多在 30 岁以后。较少出现显著的人格改变和衰退，但幻觉妄想症状可长期保留，预后多较好。

2）紧张型：以明显的精神运动紊乱为主，外观呆板。可交替出现紧张性木僵与紧张性兴奋，或被动性顺从与违拗，即所谓紧张综合征。紧张型目前在临床上有减少趋势，预后较好。

3）青春型：主要是青春期发病，起病多较急。以联想障碍为主，突出表现为精神活动的全面紊乱。思维松散、破裂，可伴有片断的幻觉、妄想；情感肤浅、不协调，或喜怒无常；动作行为怪异、不可预测、缺乏目的。病情较易恶化，预后欠佳。

4）单纯型：起病缓慢，持续发展。退缩、懒散是其突出表现。早期多表现类似"神经衰弱"的症状，如主观的疲劳感、失眠、工作效率下降等，逐渐出现日益加重的孤僻退缩、情感淡漠、思维贫乏、懒散、丧失兴趣、生活毫无目的。往往患病多年后才就诊。治疗困难，预后较差。

如果患者的临床表现同时具备一种以上亚型的特点，又没有明显的分型特征，临床上其将归入"未定型"（也称未分化型或混合型）。

一些患者症状部分控制或病情基本稳定后，出现抑郁状态，称为精神分裂症后抑郁。残留型：为精神分裂症的慢性期，以突出的阴性症状为主，表现为精神运动迟滞、活动过少情感迟钝、被动及缺乏始动性、言语量少和内容贫乏。诊断标准参见ICD-10。

2014年5月正式公布的DSM-5根据精神分裂症临床症状的演变，将临床分型取消，取而代之的是发作的不同时期，分为：初次发作，目前在急性发作期；初次发作，目前为部分缓解；初次发作，目前为完全缓解；多次发作，目前在急性发作期；多次发作，目前为部分缓解；多次发作，目前为完全缓解。诊断标准见附录。

（2）阳性、阴性症状分型：20世纪80年代初，Crow根据前人与自己的研究，提出精神分裂症生物异质性观点，将精神分裂症按阳性、阴性症状群进行分型。阳性症状指精神功能的异常或亢进，包括幻觉、妄想、明显的思维形式障碍、反复的行为紊乱和失控。阴性症状指精神功能的减退或缺失，包括情感平淡、言语贫乏、意志缺乏、无快感体验、注意障碍。Ⅰ型精神分裂症（以阳性症状为主的精神分裂症）和Ⅱ型精神分裂症（以阴性症状为主的精神分裂症）分类见表 3-1；混合型精神分裂症包括了不符合Ⅰ型和Ⅱ型精神分裂症的标准或同时符合二者的患者。Crow 认为急性期是以幻觉、妄想和联想障碍等阳性症状为主；慢性期是以思维贫乏、情感淡漠、意志缺乏等阴性症状为主。当然，急性者也可具有阴性症状，慢性者也可呈现阳性症状。阴、阳性症状分型的优点在于将生物学、现象学结合在一起，且对临床治疗药物的选择有一定的指导意义。

表 3-1　精神分裂症的Ⅰ型和Ⅱ型分类

观察指标	Ⅰ型精神分裂症	Ⅱ型精神分裂症
主要症状	妄想、幻觉等阳性症状为主	情感淡漠、言语贫乏等阴性症状为主
对神经阻滞剂反应	良好	差
认知功能	无明显改变	伴有改变
预后	良好	差
生物学基础	多巴胺功能亢进	脑细胞丧失退化（额叶萎缩），多巴胺功能没有特别变化

（3）临床症状群描述：近年来，有些学者根据症状的聚类分析结果，将精神分裂症患者的临床表现分为以下 5 个症状群（5 维症状）：阳性症状、阴性症状、认知症状、攻击敌意、焦虑抑郁。该描述对加深对精神分裂症的认识以及探讨药物治疗的靶症状有一定的价值。

（二）病程演变过程及预后

多数患者表现为间断发作或持续病程两类。大约 1/5 的患者发作一次缓解后终生不发作。反复发作或不断恶化者可出现人格改变、社会功能下降，临床上呈现为不同程度的残疾状态。病情的不断加重最终可导致患者丧失社会功能，需要长期住院或反复入院治疗。

精神分裂症的慢性病程可以导致患者逐步脱离正常生活的轨道，个人生活陷入痛苦和混乱。据统计，精神分裂症患者中，有近 50% 的患者曾试图自杀，至少 10% 的患者最终死于自杀。此外，精神分裂症患者遭受意外伤害的几率也高于常人，平均寿命缩短。

首次发作的精神分裂症患者中，75% 可以达到临床治愈，但反复发作或不断恶化的比率较高，是否进行系统抗精神病药治疗是关键因素之一。近年关于复发和服药依从性的研究发现，精神分裂症出院 1 年内的复发比例高达 33.5%，1 年内的再住院率 18.9%，其中最主要的复发原因是中断治疗或自行减药。研究表明，首次发作的精神分裂症患者，5 年内的复发率超过 80%，中断药物治疗者的复发风险是持续药物治疗者的 5 倍，所以坚持服药是维持病情稳定的主要措施。总体来讲，由于现代治疗学的不断进步，大约 60% 的患者是可以达到社会性缓解，即具备一定的社会功能。

在精神分裂症患病初期确定预后是比较困难。有利于预后的一些非治疗性因素为：起病年龄较晚，急性起病，发作短暂，阳性症状为主或伴明显的情感症状，病前人格正常，病前社交与适应能力良好，疾病发作与社会心理因素关系密切，家族中精神分裂症患者，已婚以及家庭关系和睦等。通常女性的预后要好于男性。

三、诊断标准

目前精神分裂症的诊断标准有美国《精神障碍诊断统计手册》第 5 版（DSM-5，2013）、《国际疾病与分类》第 10 版（ICD-10，WHO，1992）和《中国精神障碍分类与诊断标准第 3 版》（CCMD-3）。DSM-IV-TR、ICD-10 和 CCMD-3 关于精神分裂症的分类及描述大体上近似，而 ICD-10 更加注重描述性症状，因此 DSM 系统和 CCMD-3 系统更具有临床的实用性和易操作性。2013 年 5 月 DSM-5 在全球发布，相比于 DSM-IV-TR，DSM-5 有较大幅度修改，而 ICD-11 的发布日期尚未公布，下面主要介绍 DSM-5 中精神分裂症谱系障碍的主要改变：

DSM-5 中精神分裂症首次以谱系分类，称为精神分裂症谱系及其他精神病性障碍，包括分裂型（人格）障碍、妄想障碍、短暂精神病性障碍、精神分裂症样障碍、精神分裂症、分裂情感性障碍（双相型/抑郁型）、物质/药物所致的精神病性障碍、由于其他躯体疾病所致的精神病性障碍、紧张症、与其他精神障碍有关的紧张症、由于其他躯体疾病所致的紧张症、未定的紧张症、其他特定的精神分裂症谱系及其它他精神病性障碍、未定的精神分裂症谱系及其他精神病性障碍。并且排在神经发育障碍之后，这提示精神分裂症谱系障碍的发病存在一定的神经发育基础。

取消了精神分裂症的诊断分型（如偏执型、青春型、紧张型、未分化型和残留型），主要原因是过去的分型在临床实践中，执行较差；而且诊断分型的稳定性不足、信度低和效度差；并且这些亚型在长期治疗中未能表现出有助于区分患者治疗反应差别的作用。

精神分裂症的诊断标准主要有两处改变：第一，去除了怪异妄想和 Schneiderian（施耐德）一级幻听（如两个或两个以上的声音交谈）在诊断中的特殊贡献；在 DSM-IV 中，只需一项这样的症状即满足诊断标准 A 症状的要求，而其他所列症状则需要两条，由于 Schneiderian 症状的非特异性，以及怪异和非怪异妄想在鉴别时的信度（可靠性）较差，因此在 DSM-5 中删除了其对诊断的特殊贡献，只需满足两项诊断标准 A 症状即可诊断为精神分裂症。第二，在诊断标准 A 症状中增加了一项需求，即必须满足下列三项症状之一：妄想，幻觉和言语紊乱，诊断精神分裂症需要至少一项这样的"阳性症状"。

分裂情感障碍诊断的变化主要是，要求大多数患者在一个不间断的疾病周期中，除了符合精神分裂症诊断标准 A 症状外，必须出现抑郁发作，这种改变使分裂情感障碍成为了和精神分裂症、双相障碍和抑郁症一样的一个纵向而不是横断面诊断，作为精神分裂症、双相障碍和抑郁症间的一种中间诊断，这种分类将会提高疾病诊断的信度、稳定性和效度，但准确识别伴有精神病性症状和心境症状的患者，究竟是两种疾病的共病？还是分裂情感障碍在不同病期的表现？将成为新的挑战。

妄想性障碍诊断标准 A 症状中，不再要求妄想必须是非怪异妄想，标注了伴离奇的内容，这点保持了与 DSM-IV 的连续性。另外，加了一个新的排除标准，"这种障碍不能用其他精神障碍来更好地解释，如强迫症和躯体变形障碍"，将妄想性障碍与有精神病性特征的强迫症和躯体变形障碍进行了明确的划界。DSM-5 不再将妄想性障碍从"共享妄想性障碍"分开，如果符合妄想性障碍，就做诊断，如果不够诊断，且患者存在共享观念，则可诊断"其他特定的精神分裂症谱系及其他精神病性障碍"。

DSM-5 中，不管是精神病性障碍、双相障碍、抑郁症、其他躯体疾病，或者是未定型的躯体疾病，紧张症都用同样的诊断标准进行诊断。而在 DSM-IV 中，如果是精神病性障碍或者心境障碍，需要满足 5 项症状条目中的 2 项；如果是一般躯体疾病，则需要满足 1 项症状条目。在 DSM-5 中，不管是哪种疾病，均需要有 3 种紧张症状（在总计 12 种特征性的症状中，满足 3 种）。因此在 DSM-5 中，紧张症可能是一种特定的抑郁症、双相障碍或精神病性障碍的类型。

ICD-10、CCMD-3 和 DSM-5 关于精神分裂症的诊断分类标准，请参见附录。

附录：精神分裂症诊断标准

一、ICD-10

1. 症状标准　具备下述（1）～（4）中的任何一组（如不甚明确常需要 2 个或多个症状）或（5）～（9）至少两组症状群中的十分明确的症状。

（1）思维鸣响、思维插入、思维被撤走及思维广播；

（2）明确涉及躯体或四肢运动，或特殊思维、行动或感觉的被影响、被控制或被动妄想；妄想性知觉；

（3）对患者的行为进行跟踪性评论，或彼此对患者加以讨论的幻听，或来源于身体某一部分的其他类型的幻听；

（4）与文化不相称且根本不可能的其他类型的持续性妄想，如具有某种宗教或政治身份、超人的力量和能力（如能控制天气，与另一世界的外来者进行交流）；

（5）伴转瞬即逝或未充分形成的无明显情感内容的妄想，或伴有持久的超价观念，或连续数周或数月每日均出现的任何感官的幻觉；

（6）思潮断裂或无关的插入语，导致言语不连贯，或不中肯或语词新作；

（7）紧张性行为，如兴奋、摆姿势，或蜡样屈曲、违拗、缄默及木僵；

（8）阴性症状，如显著情感淡漠、言语贫乏、情感迟钝或不协调，常导致社会退缩及社会功能下降，但须澄清这些症状并非由抑郁症或神经阻滞剂治疗所致；

（9）个人行为的某些方面发生显著而持久的总体性质的改变，表现为丧失兴趣、缺乏目的、懒散、自我专注及社会退缩。

2. 严重程度标准　无

3. 病程标准　特征性症状在至少 1 个月以上的大部分时间内肯定存在。

4. 排除标准

（1）存在广泛情感症状时，就不应作出精神分裂症的诊断，除非分裂的症状早于情感症状出现；

（2）分裂症的症状和情感症状两者一起出现，程度均衡，应诊断分裂情感性障碍；

（3）严重脑病、癫痫、或药物中毒或药物戒断状态应排除。

二、CCMD-3

1. 症状标准　至少有以下 2 项，并非继发于意识障碍、智能障碍、情感高涨或低落，单纯型分裂症另规定。

（1）反复出现的言语性幻听；

（2）明显的思维松弛、思维破裂、言语不连贯，或思维贫乏或思维内容贫乏；

（3）思想被插入、被撤走、被播散、思维中断，或强制性思维；

（4）被动、被控制，或被洞悉体验；

（5）原发性妄想（包括妄想知觉，妄想心境）或其他荒谬的妄想；

（6）思维逻辑倒错、病理象征性思维，或语词新作；

（7）情感倒错，或明显的情感淡漠；

（8）紧张综合征、怪异行为，或愚蠢行为；

（9）明显的意志减退或缺乏。

2. 严重标准　自知力障碍，并有社会功能严重受损或无法进行有效交谈。

3. 病程标准

（1）符合症状标准和严重标准至少已持续 1 个月，单纯型另有规定。

（2）若同时符合精神分裂症和情感性精神障碍的症状标准，当情感症状减轻到能满足情感性精神障碍标准时，精神分裂症状需继续满足精神分裂症的症状标准至少 2 周以上，方可诊断为精神分裂症。

4. 排除标准　排除器质性精神障碍，及精神活性物质和非成瘾物质所致精神障碍。尚未缓解的分裂症患者，若又罹患本项中前述两类疾病，应并列诊断。

CCMD-3 的精神分裂症亚型分类与诊断标准

20.1 偏执型分裂症〔F20.0〕　符合精神分裂症诊断标准，以妄想为主，常伴有幻觉，以听幻觉较多见。

20.2 青春型（瓦解型）分裂症〔F20.1〕　符合精神分裂症诊断标准，常在青年期起病，以思维、情感、行为障碍或紊乱为主。例如明显的思维松弛、思维破裂、情感倒错、怪异行为，或愚蠢行为。

20.3 紧张型分裂症〔F20.2〕　符合精神分裂症诊断标准，以紧张综合征为主，其中以紧张性木僵较常见。

20.4 单纯型分裂症〔F20.6〕

（1）以思维贫乏、情感淡漠，或意志减退等阴性症状为主，从无明显的阳性症状；

（2）社会功能严重受损，趋向精神衰退；

（3）起病隐袭，缓慢发展，病程至少 2 年，常在青少年期起病。

20.5 未定型分裂症 ［F20.3］

（1）符合精神分裂症诊断标准，有明显阳性症状；

（2）不符合上述亚型的诊断标准，或为偏执型、青春型，或紧张型的混合形式。

说明：本型又名混合型或未分化型。

20.9 其他型或待分类的分裂症 ［F20.8；F20.9］ 符合精神分裂症诊断标准，不符合上述各型的诊断标准，如 20.91 儿童分裂症，20.92 晚发性分裂症等。

精神分裂症的第 4 位编码表示：

20. Xl 分裂症后抑郁 ［E20.4］

（1）最近 1 年内确诊为精神分裂症，分裂症病情好转而未痊愈时出现抑郁症状；

（2）此时以持续至少 2 周的抑郁为主要症状，虽然遗有精神病性症状，但已非主要临床相；（3）排除抑郁症、分裂情感性精神病。

20. X2 分裂症缓解期 ［F 20. X5 分裂症缓解型］ 曾诊断为精神分裂症，现临床症状消失，自知力和社会功能恢复至少已 2 个月。

20. X3 分裂症残留期 ［F 20. X4 分裂症残留型］

（1）过去符合精神分裂症诊断标准，且至少 2 年一直未完全缓解。

（2）病情好转，但至少残留下列 1 项：

1）个别阳性症状；

2）个别阴性症状，如思维贫乏、情感淡漠、意志减退，或社会性退缩；

3）人格改变。

（3）社会功能和自知力缺陷不严重。

（4）最近 1 个月症状相对稳定，无明显好转或恶化。

20. X4 慢性［F 20. X8 其他病程类型］

（1）符合精神分裂症诊断标准；

（2）病程至少持续 2 年。

20. X5 分裂症衰退期［F 20. X8 其他病程类型］

（1）符合精神分裂症诊断标准；

（2）最近 1 年以精神衰退为主，社会功能严重受损，成为精神残疾。

三、DSM-5

精神分裂症 295. 90（F20.9）

A. 症状标准　存在 2 项（或更多）下列症状，每一项症状均在 1 个月中相当显著的一段时间里存在（如成功治疗，则时间可以更短），至少其中 1 项必须是（1）、（2）或（3）：

（1）妄想；

（2）幻觉；

（3）言语紊乱（例如频繁离题或不连贯）；

（4）明显紊乱的或紧张症的行为；

（5）阴性症状（即情绪表达减少或动力缺乏）。

B. 社交或职业功能失调　自障碍发生以来的明显时间段内，1 个或更多的重要方面的功能水平，如工作、人际关系或自我照顾，明显低于障碍发生前具有的水平（当障碍发生于儿童或青少年时，则人际关系、学业或职业功能未能达到预期的发展水平）。

C. 病期　这种障碍的体征至少持续 6 个月。此 6 个月应包括至少 1 个月（如成功治疗，则时间可以更短）符合诊断标准 A 的症状（即活动期症状），可包括前驱期或残留期症状。在前驱期或残留期中，该障碍的体征可表现为仅有阴性症状或有轻微的诊断标准 A 所列的 2 项或更多的症状（例如奇特的信念、不寻常的知觉体验）。

D. 分裂情感性障碍或双相障碍伴精神病性特征已经被排除，因为①没有与活动期同时出现的重性抑郁或躁狂发作；②如果心境发作出现在症状活动期，则他们只是存在此疾病的活动期或残留期整个病程的小部分时间内。

E. 这种障碍不能归因于某种物质（例如，滥用的毒品、药物）的生理效应或其他躯体疾病。

F. 如果有孤独症（自闭症）谱系障碍或儿童期发生的交流障碍的病史，除了精神分裂症的其他症状外，还需有显著的妄想或幻觉，且存在至少 1 个月（如成功治疗，则时间可以更短），才能做出精神分裂症的额外诊断。

标注如果是：

以下病程标注仅用于此障碍 1 年病程之后，如果他们不与诊断病程的标准相矛盾的话。

初次发作，目前在急性发作期：障碍的首次表现符合症状和时间的诊断标准。急性发作期是指症状符合诊断标准的时间段。

初次发作，目前为部分缓解：部分缓解是先前发作后有所改善而现在部分符合诊断标准的时间段。

初次发作，目前为完全缓解：完全缓解是先前发作后没有与障碍相关的特定症状存在的时间段。

多次发作，目前在急性发作期：至少经过 2 次发作后，可以确定为多次发作（即，第一次发作并缓解，然后至少有 1 次复发）。

多次发作，目前为部分缓解

多次发作，目前为完全缓解

持续型：符合障碍诊断标准的症状在其病程的绝大部分时间里存在，阈下症状期相对于整个病程而言是非常短暂的。

未特定型

标注如果是：

伴紧张症（其定义参见与其他精神障碍有关的紧张症的诊断标准，第49-50页）。

编码备注：使用额外的编码293.89（F06.1），与精神分裂症有关的紧张症，表明存在合并的紧张症。

标注目前的严重程度：

严重程度是用被量化的精神病主要症状来评估，包括妄想、幻觉、语言紊乱，异常的精神运动行为和阴性症状。第一种症状都可以用5分制测量来评估它目前的严重程度（过去7d里最严重的程度），从0（不存在）到4（存在且严重）。（参见DSM-5第三部分"评估量表"一章中精神病症状严重程度临床工作者评定量表。）

注：精神分裂症的诊断可以不使用严重程度的标注。

四、临床评估工具

临床评估工具包括诊断评估工具、症状特征和疾病严重度评估工具以及评估精神分裂症患者社会功能的评估工具。

（一）诊断标准化工具

目前的诊断标准化工具因配套的诊断系统不同而有差异。如与DSM-IV-TR配套的《DSM-IV-TR轴I障碍用临床定式检查》（structured clinical interview for DSM-IV axis I disorders，SCID-I/P），与ICD-10和DSM-IV-TR均能配套的复合性国际诊断问卷（comprehensive international diagnostic interview，CIDI）和神经精神临床评定量表（schedules for clinical assessment in neuropsychiatry，SCAN），与ICD-10和DSM-IV均能配套。这些诊断工具均为定式访谈，涵盖了各项诊断，一般都很长，费时多，需经过专门培训后才能使用，故较少作为临床常规应用，更多用于研究。DSM-5颁布后，这些诊断标准化工具还未能及时进行更新。

DSM-IV-TR 轴 I 诊断的定式临床检查（structured clinical interview for DSM-IV-TR axis I disorders，SCID）是美国纽约州立精神病学研究所生物测量研究室 Michael B. First 等为 DSM-IV-TR 轴 I 障碍专门制定的临床诊断量表，供熟悉 DSM-IV 分类和诊断标准的临床医生或受过训练的精神卫生专业人员使用。既可用于精神病患者的诊断，也可用于在普通医疗部门就诊的患者，或者是那些并不认为自己患有精神疾病的个体，如在社区精神疾病普查中使用和用于对精神病患者家属的调查。SCID-I 的交谈方式和诊断范围适用于成人（18 岁以上），但如做轻微改动后也可用于未成年人。任何具有初中文化程度的个体均能理解 SCID-I 中的问题。但 SCID-I 不能用于有严重认知缺陷、激越、或严重精神症状的个体，对于这类患者需要用诊断量表或其他方式代替 SCID-I 以获得需要的信息。1980 年出版的 DSM-III 对精神病学诊断进行改革，包括了对所有精神障碍的专门的诊断标准。到 1983 年，DSM-III 诊断标准已经广为传播并成为描述研究对象的标准语言，世界精神卫生组织也意识到需要使用某种评价手段来进行 DSM-III 的诊断，1985 年 4 月，生物统计学研究室开始在不同的临床和非临床人群中进行检验 SCID 可靠性的现场测试。1990 年 5 月美国精神医学出版社正式出版了 DSM-III-R 的 SCID 手册。随着 DSM 的不断修订，与之相适应的 SCID 版本不断修改。最大的修改是 2001 年 2 月的版本，按照 DSM-IV 的修改版本（DSM-IV-TR）进行了相应的更新，SCID 的网站（www. scid4. org）记录了 SCID 每次的修改细节。SCID 最初的设计是为了同时满足研究者和临床工作者的需要，这就要求 SCID 既要包含关于研究方面的非常详细的资料，又要便于临床工作者使用。这种二重性的设计最终使研究者在使用时出现了问题。因为为了避免过于烦琐，许多潜在的有价值的诊断信息（如疾病亚型）从 DSM-III-R 版的 SCID 中被剔除出去。尽管如此，许多临床工作者仍认为 SCID 中所包含的某些细节太长太复杂，因此 SCID 被分为临床和科研两种不同的版本来解决这个问题。

SCID 研究版（SCID-I）有两种标准的版式，可对大多数轴Ⅰ和轴Ⅱ障碍做出诊断，包含了更多的精神障碍亚型，严重程度指标和特殊病因，并为过去出现的心境发作设立了详细的代码，篇幅要比临床版长的多。在设计时纳入了对研究者有诊断价值的尽可能多的信息，希望研究者能够根据自己的需要熟练地使用这种版本，并选择性地使用仅对自己的研究工作有用的部分。研究者对 SCID 的使用有三种典型方式，最常用的是筛选研究对象人群；也可用来排除患有某种疾病的个体；还可用来确定现在或曾经有过精神疾病诊断的研究人群的特征。

SCID 临床版（SCID-CV）本由美国精神病学出版社出版，是专门为临床工作设计的一种标准化评价工具。它包含了对所有临床实践中最常见的 DSM-IV 诊断的评价，删除了科研版中大多数的亚型和特殊诊断。SCID 临床版的使用方法至少有三种。第一种，临床工作者按照自己的方式对患者进行检查后，可用 SCID-CV 的有关部分加以证实并确定 SCID 的诊断。第二，SCID-CV 和 SCID-II（为诊断人格障碍而设计）合用，可对 DSM-IV 轴Ⅰ和轴Ⅱ诊断做出系统评价。这种方式已经在医院和临床工作以及其他领域如精神病学、心理学、精神病社会工作和精神病护理专业中得到应用。最后，SCID-CV 有助于精神卫生专业的学生提高晤谈技巧。向他们提供对获得信息有帮助的指导性提问，并对照诊断标准做出判断。通过反复使用 SCID-CV，学生就会熟悉 DSM-IV 诊断标准，并在对患者进行检查时，使用有效的指导性提问。一般而言，SCID 轴Ⅰ诊断只需使用一次，费时 60~90 min，具体用时取决于病史的复杂性以及个体简明扼要地叙述自己症状的能力。一般在 SCID 轴Ⅰ诊断完成后可进行轴Ⅱ诊断，也可间隔几天进行。对某些病例或某几种类型的患者，SCID 的使用可能需分几次进行。如果在检查结束后已可获得关于以往精神病理学的其他资料，则对 SCID 的使用可做适当调整。

简明国际神经精神访谈（the mini-international neuropsychiatric interview，MINI）是由 Sheehan 和 Lecrubier 开发的一个简单、有效和可靠的定式访谈工具，主要用于筛查 DSM-IV 和 ICD-10 中 16 种轴 I 精神疾病和一种人格障碍，包括 130 个问题。与 SCID-P 和 CIDI 一样，MINI 中每种诊断为一题组，大部分诊断都有排除诊断的筛查问题。已经有研究进行了 MINI 与 SCID-P 和 CIDI 的信度和效度比较，结果显示 MINI 具有非常可接受的信度和效度评分。MINI 有助于确保诊断过程的准确性和一致性，发现潜在的精神科共病，相比于 SCID-P 和 CIDI，访谈过程简短，问题简洁，易于被患者接受，平均耗时 10~15 min，已经被广泛应用于临床研究和实践。目前已有 MINI 中文版和可接受的信效度。但 MINI 的诊断分类中，仅诊断出精神病性障碍，因此 MINI 更多地用于情感障碍的临床研究和实践。DSM-5 颁布后，MINI 原作者 Sheehan 进行相应的更新（MINI 7.0 版），目前尚无 MINI 7.0 版的中文版。

（二）症状特征和疾病严重度评估标准化工具

包括简明精神病性评定量表（BPRS）、阳性与阴性症状量表（PANSS）、评估精神分裂症患者抑郁症状特征的卡尔加里精神分裂症抑郁量表（CDSS）以及评估激越水平的激越–镇静评定量表（ACES）。这些工具常用于评估精神分裂症患者的临床特征、疾病严重度以及监测治疗过程中病情的变化，反映治疗效果。

1. 简明精神病性评定量表（BPRS）　　BPRS 是由 John E. Overall 等于 1962 年编制，主要用于观察评定精神分裂症的症状特点和疾病严重度。国际常用 18 项版本，具体项目为：①过分关心身体健康；②焦虑；③情感交流障碍；④概念紊乱；⑤罪恶感；⑥紧张；⑦装相作态；⑧夸大；⑨抑郁；⑩敌对性；⑪猜疑；⑫幻觉；⑬运动迟缓；⑭不合作；⑮奇特思维内容；⑯情感平淡；⑰兴奋；⑱定向障碍。全部项目均为7级评分，分为无症状、极轻、轻度、中度、中等严重、严重和极严重。国内某些单位另增第⑲项自知力障碍与第⑳项工作。经因子分析可构成5个因子：（Ⅰ）焦虑抑郁（含1、2、5、9项）；（Ⅱ）迟滞（含3、13、16、18项）；（Ⅲ）思维障碍（含4、8、12、15项）；（Ⅳ）活动过多（含6、7、17项）；（Ⅴ）敌意猜疑（含10、11、14项）；因子计分=各相关项目评分之和/所含相关项目数。BPRS的临床意义为：①总分反映病情严重性，总分越高，病情越重；②综合征评分反映疾病的临床特点，勾画出临床症状的轮廓；③单项评分及出现频率反映不同疾病的关键症状；④治疗前后总分变化反映疗效好坏，差值越大，疗效越好。治疗前后各综合征与症状评分变化，反映靶症状的变化。

2. 阳性与阴性症状量表（PANSS）　　阳性与阴性症状量表（PANSS）是为评定不同类型精神分裂症症状的严重程度而设计的标准化评定量表。PANSS主要用于评定精神症状的有无及各项症状的严重程度；区分以阳性症状为主的Ⅰ型和以阴性症状为主的Ⅱ型精神分裂症。PANSS由阳性症状7项、阴性症状7项和一般精神病理症状16项，共30项，及3个补充项目（评定攻击危险性）组成。

　　主要适用于成年人，由经过训练的精神科医师对患者做精神检查，综合临床检查和知情人提供的有关信息进行评定。评定的时间范围通常指定为评定前1周内的全部信息，整个评定需30~50 min。

　　项目定义和评分标准：PANSS的每个项目都有定义和具体的7级操作性评分标准。评分为：①无；②很轻；③轻度；④中度；⑤偏重；⑥重度；⑦极重。各项的1分均定义为无症状或定义不适用于该患者；2 分均定义为症状可疑，或可能是正常范围的上限。具体项目为：P1. 妄想，P2. 概念紊乱（联想散漫），P3. 幻觉行为，P4. 兴奋，P5. 夸大，P6. 猜疑/被害，P7. 敌对性，N1. 情感迟钝，N2. 情绪退缩，N3.（情感）交流障碍，N4. 被动/淡漠所致社交退缩，N5. 抽象思维困难，N6. 交谈缺乏自发性和流畅性，N7. 刻板思维，G1. 关注身体健康，G2. 焦虑，G3. 自罪感，G4. 紧张，G5. 装相/作态，G6. 抑郁，G7. 动作迟缓，G8. 不合作，G9. 不寻常思维内容，G10. 定向障碍，G11. 注意障碍，G12. 判断和自知力缺乏，G13. 意志障碍，G14. 冲动控制障碍，G15. 先占观念，G16. 主动回避社交。

　　PANSS 兼顾了精神分裂症的阳性症状和阴性症状及一般精神病理症状，较全面地反映了精神病理全貌。但因 PANSS 的项目数较多，评分标准规定详细，在提高量表品质的同时，影响了临床应用的便利性，不如 BPRS 方便。

　　3. 卡尔加里精神分裂症抑郁量表（CDSS）　　卡尔加里精神分裂症抑郁量表（Caigary depression scale for schizophrenia, CDSS）是 20 世纪 90 年代初期由加拿大卡尔加里大学的 Addington 等在大量的研究基础上编制的量表，主要用于评定精神分裂症伴发的抑郁症状。量表共有 9 个结构式的条目，包括：抑郁情绪（depression）、绝望感（hopelessness）、自我贬低（self-depreciation）、罪感性牵连观念（guilty ideas of reference）、病理性罪恶感（pathological guilt）、晨间抑郁（morning depression）、早醒（early wakening）、自杀（suicide）及观察到的抑郁表现（observed depression）。所有条目采用 0~3 的四级评分，分值越高，症状越严重。量表编制成功后进行了系统的信效度研究，并与多个量表进行了相关性研究，结果显示 CDSS 适用于门诊和住院精神分裂症患者，评定者之间有较好的一致性，量表与重性抑郁发作具有高度的内在一致性，与 Hamilton 抑郁

量表、Beck 抑郁量表、BPRS、PANSS 等均有很好的相关性。且
CDSS 不受阴性症状及锥体外系症状的影响，能够更好地测评精
神分裂症的抑郁症状。

（三）认知评估标准化工具

一个世纪前，精神分裂症就被认为和认知障碍有关。对精
神分裂症患者进行的长期预后疗效和功能恢复的随访研究发现，
很多患者即使精神病性症状改善或消失，患者的认知功能损害
还持续存在，并且与患者的社会功能残疾显著相关。但由于缺
乏针对精神分裂症较为统一权威的成套认知功能的检测工具，
影响到对精神分裂症患者认知功能的客观评价以及改善认知功
能的治疗方法的评价。目前有一些被大家认可的认知功能评估
工具逐渐在研究和实践中推广，介绍如下。

**1. MATRICS 共识认知成套测验（MATRICS consensus
cognitive battery，MCCB）** 改善精神分裂症认知的评估和治
疗研究（the measurement and treatment research to improve
cognition in schizophrenia，MATRICS）由美国国立精神卫生研究
所发起。在 Green 和 Nuechterlein 博士的组织下，2004 年前后编
选了 MCCB。为操作性测验。该套测验从 90 多个测验中最终选
定了 10 个分测验，代表 7 个认知领域。分别是信息处理速度、
注意/警觉性、工作记忆、词语学习、视觉学习、推理及问题解
决和社会认知。这些测验重测信度高、练习效应较少、与精神
分裂症患者功能结局中度相关，实用性和耐受性均好。是目前
美国药品食品管理局推荐的用于评估精神分裂症认知功能的标
准成套测验，目前已有修订的中文版及中国城市常模。

**2. 剑桥自动化神经认知成套测验（the cambridge
neuropsychological test automated battery，CANTAB）** 最初
由剑桥大学的 Sahakian 等于 1986 年编制。为操作性测验，最新
版本共 19 个分测验，包括记忆、注意、信息处理速度、视觉空

间和执行功能5大认知领域。该测验的优点是操作程序标准化、使用便捷、无需特殊培训、可灵活组合分测验、是非言语测验、具有较好的跨文化效能。缺点是价格昂贵、主要测试的是视觉空间方面的功能、缺乏与传统神经认知测验的比较，且存在练习效应，重测信度不佳。

3. 重复性成套神经心理状态测验（repeatable battery for the assessment of neuropsychological status，RBANS）　由Randolph于1998年编制。为操作性测验。共12个分测验，包括注意、语言、视觉广度、即刻记忆和延迟记忆5个认知领域。该测验具有快速、有效、敏感、易操作等优点。可重复使用，无明显的学习效应。目前已有修订的中文版修订和初步的信效度检验，尚无中国常模，对精神分裂症的认知功能进行深入全面评估时略显不足。

4. 其他认知测量工具　包括：①评估执行功能的常用测验，如：威斯康星卡片分类测验（Wisconsin card sorting test，WCST）、Stroop色词测验（Stroop color2 word test，STROOP）、瑞文推理测验（RAVEN）等；②评估记忆的测量，如和韦氏记忆量表（Wechsler memory Test，WMS）、世界卫生组织-加州大学洛杉矶分校听觉词语学习测验（WHO-UCLA AVLT）量表、认知方式图形测试（BVMT）和REY复杂图形测验；③评估智力的测评，如经典的韦氏成人智力量表（Wechsler adult intelligence test，WAIS）；④常用语评估注意的持续操作功能测试（continous performance test，CPT）。部分工具已经有中文版和标准化评估使用软件，目前已经广泛用在研究中或实践中，评估精神分裂症患者认知功能的各个维度。

（四）功能评估标准化工具

社会认知是精神分裂症患者社会功能的重要决定因素，在《精神分裂症的社会功能手册（The Handbook of Social

Functioning in Schizophrenia，Mueser 等，1998）》中对心理社会功能损害的定义是"个体不能达到社会所定义的角色，如家庭主妇、工人、学生、夫妻、家庭成员或朋友，此外，常包括这些个体对他们达到这些角色的能力、他们照料自己的能力和他们闲暇娱乐活动的能力之满意度低于社会功能之普遍水平"（Mueser 等，1998）。评估社会功能的常用工具有 Sheenhan 残疾量表（Sheenhan disability scale，SDS）、社会功能缺陷筛查量表（social disability screening scale，SDSS）；和在 DSM-IV 多轴诊断系统中 V 功能评估的大体评定量表（global assessment of function，GAF）和社会和职业功能评定量表（the social and occupational functioning assessment scale，SOFAS）。前 2 个量表是评估各种疾病或社区中慢性精神患者的功能损害，后 2 个量表则侧重于疾病症状对功能的影响。而且 SOFAS 也考虑躯体问题造成的社会及职业功能直接损害。目前专门适用于精神分裂症患者急慢性期社会和人际交往的评估工具是个人和社会功能量表（the personal and social performance scale，PSP）。

PSP 是由 Morosini 等（2000）制订的一个评估精神分裂症患者社会功能的量表，以 SOFAS 为模板，发展了在格式上相似但不同于 SOFAS 的 PSP。其目的是希望能够很好地反映患者的社会功能而较少受疾病症状的影响，能测量和区分不同方面的功能，能涵盖评定功能损害程度时需要考虑的行为方面的特殊标准并且使用方便。使用时与 SOFAS 主要的区别是 PSP 不是直接做总分评定，而是分成 4 个维度分别评定后，再综合得出总评分。

PSP 有 4 个维度，分别为：①社会中有用的活动，包括工作和学习；②个人和社会关系；③自我照料；④干扰和攻击行为。前 3 个维度采用统一的 7 级评分标准，④项有独立的 7 级评分标准，评分值越高，这个维度的功能损害越重。在这 4 个维度的评分结果基础上，综合 4 个维度的评分，依据总分评分标准评出一个 PSP 总分。

PSP 是一个 1~100 分的单项评定量表，分为相等的 10 个等级列于上表，从功能良好乃至优秀（91~100 分）到完全丧失社会功能并有危险性（1~10 分）均可适用。总分越高，患者的人际社会功能越好。根据功能水平，总评分大致分为 3 个层次：71~100 分：表示仅有轻度困难；31~70 分：表示有不同程度的残疾；0~30 分：表示功能极差，患者需要加强支持或密切监护。

目前 PSP 中文版已经在国内进行过信效度测试，具有可接受的信效度，能较好反映精神分裂症患者急性期和恢复期的社会功能及人际交往水平。已广泛用于临床研究和实践中。

第 4 章　精神分症的治疗策略

施慎逊　苏　亮
复旦大学附属华山医院

一、治疗分期与目标

（一）急性期治疗目标

1. 预防伤害，控制异常行为，降低精神病性症状和相关症状的严重性（如激越、攻击、阳性与阴性症状和情感症状）；

2. 了解导致急性发作发生的可能因素；

3. 尽快恢复功能的最佳水平；

4. 建立患者和家庭的联盟；

5. 制定短期和长期（预防复发）的治疗计划。

6. 防止严重药物不良反应的发生，如恶性综合征、抗胆碱能意识障碍等。

（二）巩固期（稳定期）治疗目标

1. 维持急性期所用有效药物治疗至少 6 个月，防止已缓解的症状复发，并使阴性症状获得进一步改善；

2. 对患者减少应激，提供支持，降低复发的可能性；

3. 增加患者适应日常生活的能力；

4. 进一步缓解症状和巩固临床痊愈，促进恢复；

5. 监测药物不良反应（如迟发性运动障碍、闭经、溢乳、体重增加、糖脂代谢异常、心肝肾功能损害等），根据疗效与最少不良反应调整药物剂量，提高治疗依从性。

（三）维持期（康复期）治疗目标

1. 维持症状持续缓解，预防复发；
2. 促进患者的功能水平和生活质量持续改善；
3. 监测与处理药物持续治疗中的不良反应；
4. 确立院外患者病情和诱发因素的监护人；
5. 提供心理干预，提高药物治疗效果与依从性，改善预后。

二、首发患者和复发患者的急性期治疗策略

对于首发患者要：①早发现、早治疗，急性期患者临床症状以阳性症状、激越冲动、认知功能受损为主要表现，宜采取积极的药物治疗，争取缓解症状，预防病情的不稳定性。②积极按照治疗分期进行长期治疗，争取扩大临床缓解患者的比例。③根据病情、家庭照料情况和医疗条件选择治疗场所，包括住院、门诊、社区和家庭病床治疗；当患者具有明显的危害社会安全和严重自杀、自伤行为时，通过监护人同意需紧急收住院积极治疗。④根据经济情况，尽可能选用疗效确切、不良反应轻、便于长期治疗的抗精神病药物。⑤积极进行家庭教育，争取家属重视、建立良好的医患联盟，配合对患者的长期治疗；定期对患者进行心理治疗、康复和职业训练。

国外研究显示，大多数首次发作的患者对治疗反应良好，约70%的患者经过3~4个月的治疗，精神症状或综合征可以获得临床缓解，约83%的患者在1年末仍取得稳定的临床缓解。通常首次发作患者对药物疗效和不良反应都比较敏感；药物的治疗剂量也常常低于慢性患者。维持治疗期临床缓解的患者复

发率低，家庭成员的教育和对患者的支持非常重要。

　　治疗开始前需详细询问病史，进行体格、神经系统及精神检查，同时进行各项实验室检查，如血尿常规、肝肾功能、甲状腺功能、血糖、血脂、心电图、乙肝指标、梅毒筛查、血或尿液精神活性物质检查等。体重和生命体征应常规测定。育龄女性患者进行妊娠检查。诊断不明确或需要鉴别、排除躯体疾病所致者可进行脑电图、脑诱发电位、脑 CT/MRI 等检查。对精神症状进行评估，了解患者有无自杀念头或企图，有无伤害、冲动行为，有无情绪低落，对于急性精神病性或激越性患者，可以对患者进行保护性非自愿治疗。抗精神病药物适应于精神分裂症的急性发作的治疗，包括第一代和第二代抗精神病药物。医生根据患者过去的治疗经历，包括治疗效果和不良反应来选择抗精神病药物。积极治疗患者的共病。监测患者最初 2~4 周的治疗反应，包括治疗效果和早期不良反应，如直立性低血压、头晕、锥体外系不良反应、失眠、镇静等。药物治疗不依从、药物快代谢、药物吸收不良、物质滥用和应激性生活事件是急性期药物治疗效果不佳的常见原因。关注药物相互作用，尤其与细胞色素 P450 酶系相关的代谢。精神病性症状严重或药物治疗效果不佳者，或伴有抑郁与自杀念头，需要快速控制病情时，可以联合使用电休克治疗。

　　急性期为家属或患者提供的帮助包括：向家属（或患者）介绍精神分裂症的疾病性质、症状表现及危害性、药物治疗的重要性（缓解症状和预防复发）、治疗疗程、药物治疗过程中可能出现的不良反应及应对措施，告知家属目前选用的治疗方案。

　　急性期为患者提供心理社会干预，降低患者的心理刺激和应激，促进患者放松，为保证患者及照料者的安全提出建议，争取家属和患者的配合，教育患者与医生合作，配合治疗，提高治疗依从性和增强药物疗效。在症状改善后，鼓励患者恢复正常的活动，以利达到预期治疗目标。

增效治疗在急性期可治疗患者的共存症状；苯二氮䓬类药物可以治疗紧张症状，焦虑和激越；抗抑郁药物可以治疗共存的抑郁和强迫障碍；心境稳定剂和β受体阻滞剂可以降低敌意和攻击的严重性。

三、稳定期（巩固期）治疗策略

稳定期（巩固期）治疗策略包括：①仍以药物治疗为主；以原有效药物、原有效剂量坚持继续巩固治疗，促进阴性症状进一步改善，疗程至少6个月。②治疗场所建议在门诊或社区进行治疗。③开展家庭教育和对患者的心理治疗。

稳定期向家属或患者提供的帮助包括：告知患者及家属坚持药物治疗的重要性，降低剂量或停止药物治疗可以导致症状反复或复发。如何识别及处理精神症状的反复，监测长期药物治疗中的不良反应。心理社会干预仍为支持性干预，加强患者和家属的继续教育，包括疾病的病程、预后，影响病程和预后的相关因素，如治疗依从性等，恢复社区日常生活和活动，减少对患者的应激和刺激，促进患者和家属对疾病的认识，增强治疗的依从性，鼓励患者在工作或日常生活中发挥出尽可能高的合理的水平，促进社会功能的恢复。

四、维持期（康复期）治疗策略

维持期（康复期）治疗策略包括：①根据个体及所用药物情况，确定是否减少剂量，把握预防复发所需剂量；②疗效稳定，无特殊不良反应，尽可能不换用药物；③疗程视患者个体情况而定，5年内有2次以上（包括2次）发作者应长期维持治疗。治疗场所主要在门诊随访和社区随访；④加强对患者及家属的心理治疗。

维持期向家属或患者提供的帮助包括：帮助患者认识疾病复发的先兆症状，以便及时处理；帮助患者认识药物的治疗作用和常见的不良反应，提高长期用药的依从性；在恢复社会功能回归社会过程中，帮助患者应对社会应激性事件；督促患者积极锻炼、增强体质，预防躯体疾病的发生及所带来的应激反应。

对大多数处于维持期（康复期）的精神分裂症患者，心理社会干预对药物治疗是有效的增效治疗，可以改善预后。维持期抗精神病药物治疗对降低复发风险具有重要价值。这个时期的抗精神病药物剂量因人而异，以不引起精神分裂症症状加重和复发为准，因为重要的是维持病情稳定，预防复发。这个时期需要监测患者药物治疗的不良反应，包括神经系统、代谢、内分泌、性功能、心血管和镇静等。

这个时期由于阴性症状、认知缺陷和社会功能不良，多数患者有功能损害。需要评估患者是否残留阴性症状，是否这些残留症状继发于抑郁或帕金森综合征。有共病强迫或抑郁障碍，可附加抗抑郁药物。心境稳定剂可以稳定情绪。苯二氮䓬类药物有抗焦虑和治疗失眠作用，但不宜长期使用，避免产生耐受性与依赖性。

五、慢性患者的治疗策略

慢性患者病程多迁延、症状未能完全控制，常残留阳性症状及情感症状，包括抑郁及自杀。抑郁症状严重或符合抑郁发作标准，抗抑郁药物可以作为抗精神病药物的增效剂。阴性症状和认知功能受损可能是主要临床表现。阴性症状有原发性和继发性之分，持续的阴性症状是功能缺陷的原发性阴性症状，治疗比较困难。继发性阴性症状的治疗包括治疗其原因，如针对阳性症状的抗精神病药物，针对抑郁的抗抑郁药物，针对焦虑的抗焦虑药物，针对锥体外系的抗帕金森药物或抗精神病药物剂量减少等。慢性患者的治疗中应达到：①进一步控制残留症状，提高疗效。可采用换药、加量、合并治疗等方法。②加强随访，掌握病情变化，调整治疗。③治疗场所可以在门诊、社区或住院。④进行家庭教育。

　　向慢性患者及家属提供的帮助包括：向家属（或患者）介绍疾病的性质及可能的预后，坚持药物治疗的重要性，药物治疗可能出现的不良反应，如何减少药物的不良反应等。提高患者和家属对治疗的信心，增加治疗依从性。鼓励患者积极参加活动，加强社会功能训练，回归社会，在社会生活中有望进一步改善症状，提高疗效。

第 5 章　精神分裂症的治疗方法

施慎逊　苏　亮　欧阳萱 复旦大学附属华山医院

刘哲宁 中南大学湘雅二医院

张鸿燕 北京大学第六医院　北京大学精神卫生研究所

一、药物治疗

（一）抗精神病药物治疗原则

1. 一旦确定精神分裂症的诊断，尽早开始抗精神病药物治疗。根据临床症状群的表现，可选择一种非典型药物如利培酮、奥氮平、喹硫平、齐拉西酮或阿立哌唑等；也可选择典型药物如氯丙嗪、奋乃静、氟哌啶醇或舒必利等。

2. 急性发作病例，包括复发和病情恶化的患者，根据既往用药情况继续使用原有效药物，剂量低于有效治疗剂量者，可增加至治疗剂量继续观察；如果已达治疗剂量仍无效者，酌情加量或考虑换用另一种化学结构的非典型药物或典型药物。疗效不佳者也可以考虑使用氯氮平，但应该严格定期检查血液白细胞与中性粒细胞数量。

3. 以单一用药为原则。治疗个体化，因人而异。从小剂量起始，逐渐加至有效剂量。药物滴定速度视药物不良反应及患者症状改善而定。维持治疗，剂量可酌情减少，足疗程治疗。

4. 定期评价疗效，指导治疗方案。定期评定药物不良反应，并对症处理。

5. 注重药物不良反应，因为药物不良反应既影响医生选药，也影响患者是否停药。药物不良反应可引起或加重精神症状，影响患者的生活质量。

　　根据目前国外包括美国、欧洲、世界精神卫生协会（WPA）治疗规则系统的建议，一般推荐第二代（非典型）抗精神病药物作为一线药物选用，目前资料显示，第二代抗精神病药物的急性期大体药效相近，但具体患者的疗效有个体差异。第一代及第二代抗精神病药物的氯氮平作为二线药物使用。根据我国目前实际用药情况调查，传统第一代药物氯丙嗪、奋乃静、氟哌啶醇和舒必利在部分地区仍为治疗精神分裂症的首选药物。氯氮平在国内应用比较广泛，医生有一定的临床用药经验，但考虑氯氮平诱发不良反应（锥体外系不良反应除外）较其他抗精神病药物多见，特别是粒细胞缺乏症及致惊厥发作，建议谨慎作为首选使用。

（二）　抗精神病药物的种类

　　1. 第一代抗精神病药物（典型抗精神病药物）　指主要作用于中枢 D_2 受体的抗精神病药物，包括：①吩噻嗪类氯丙嗪、硫利达嗪、奋乃静、氟奋乃静及其长效剂、三氟拉嗪等；②硫杂蒽类的氯哌噻吨及其长效剂、三氟噻吨及其长效剂、泰尔登等；③丁酰苯类如氟哌啶醇及其长效剂、五氟利多等；④苯甲酰胺类如舒必利等。吩噻嗪类又分为高效价药物如奋乃静、三氟拉嗪；低效价药物如氯丙嗪、硫利达嗪（效价分类适用于第一代药物）。此类药物自 20 世纪 50 年代以来广泛应用于临床治疗各种精神病，主要治疗各种精神病性症状。大量临床研究及临床应用经验均证明第一代抗精神病药物治疗精神分裂症阳性症状有效而且安全。常用的口服抗精神病药长期治疗推荐的给药剂量见表 5-1。

表 5-1　常用抗精神病药长期治疗推荐的（口服）给药剂量

抗精神病药	起始剂量 （mg/d）	服药 次数[a]	首发患者 给药剂量 （mg/d）	反复发作患 者给药剂量 （mg/d）	最大剂量 （mg/d）[b]
第二代抗精神病药					
氨磺必利 （amisulpride）	100~200	(1) ~2	100~300	400~800	1 200
阿立哌唑 （aripiprazole）	5~10	1	15~（30）	15~30	30
阿塞那平 （asenapine）[c]	5	1	5~10	5~20	20
氯氮平 （clozapine）	25	2 (4)	100~250	300~800	900
伊潘立酮 （iloperidone）[c]	1~2	2	4~16	4~24	32
鲁拉西酮 （lurasidone）[c]	20~40	1	40~80	40~120	120
奥氮平 （olanzapine）	5~10	1	5~20	5~20	30
帕利哌酮 （paliperidone）[c]	3~6	1	3~9	3~12	12
喹硫平 （quetiapine IR/XR）	50~100	2/1	300~600	400~750	750
舍吲哚 （sertindole）	4	1	12~20	12~24	24
利培酮 （risperidone）	1~2	1~2	1~4	3~10	16
齐拉西酮 （ziprasidone）	40~80	2	40~120	80~160	160
佐替平 （zotepine）	25~50	2 (4)	50~150	100~250	450
第一代抗精神病药					
氯丙嗪 （chlorpromazine）	50~150	2~4	300~500	300~1 000	1000
氟奋乃静 （fluphenazine）	4~10	2~3	2.4~10	10~20	20~（40）
三氟噻吨 （flupenthixol）	2~10	1~3	2~10	10~20	60

（待续）

续表 5-1

抗精神病药	起始剂量（mg/d）	服药次数[a]	首发患者给药剂量（mg/d）	反复发作患者给药剂量（mg/d）	最大剂量（mg/d）[b]
氟哌啶醇（haloperidol）	2~8	(1) ~2	1~4	3~15	100
奋乃静（perphenazine）	4~12	1~3	6~36	12~42	56
哌咪清（pimozide）	1~4	2	1~4	2~12	16
氟哌噻吨（zuclopenthixol）	2~50	1~3	2~10	25~50	75

注：[a]推荐的每日服药次数，每日 1 次 = 1，每日 2 次 = 2 等。[b]许多国家批准的最大剂量在不同国家有所不同。在临床实践中，一些第一代和第二代抗精神病药在没有充分循证依据下甚至超剂量使用。在长期治疗中更是如此。增加剂量可能导致更多的不良反应，继而可能会降低患者的依从性。[c]这些抗精神病药物尚未在首发精神分裂症患者中开展研究

（1）典型抗精神病药物代谢、药理作用及治疗适应证：典型抗精神病药物主要作用于脑内多巴胺 D_2 受体，为 D_2 受体阻断剂。其他药理作用包括对 α_1、α_2 肾上腺素受体、毒蕈碱 M 受体、组胺 H-受体等的阻断作用。临床上治疗幻觉、妄想、思维障碍、行为紊乱、兴奋、激越、紧张症候群具有明显疗效。对阴性症状及伴发抑郁症状疗效不确切。主要治疗适应证有：急慢性精神分裂症和分裂情感性精神障碍；精神分裂症和分裂情感障碍的维持治疗，预防复发；精神分裂症、谵妄和痴呆患者的行为障碍；躯体疾病伴发的精神病性症状；精神活性物质所致的精神障碍；妄想性障碍；边缘性人格障碍；儿童精神分裂症；广泛性发育障碍；Tourette 综合征与 Huntington 病的精神与行为症状等。

（2）国内常用的第一代抗精神病药物

1）氯丙嗪（chlorpromazine）：口服、注射均易吸收，2~4 h 达血浆峰浓度，1 周左右达稳态水平。口服药物的生物利用度为

10%～33%，98% 与血浆蛋白结合，易透过血脑屏障和胎盘屏障，主要经肝脏代谢，有百余种代谢产物，半衰期为 8～35 h，排泄以肾脏为主，少量经粪便排泄和乳汁分泌。氯丙嗪属于低效价药，治疗剂量偏高，具多受体作用。具有明显的抗精神病效果，兼有明显的镇静作用。适用于治疗以阳性症状为主的患者。注射可控制兴奋、激越。主要的不良反应有过度镇静、中枢和外周的抗胆碱能样作用、明显的心血管反应和致痉挛作用等。氯丙嗪急性期有效治疗量为 200～600 mg/d。常用有效量为 400 mg/d，宜从小剂量开始，缓慢加量；恢复期巩固治疗以原有效量为宜，维持期剂量可酌情减至 200 mg/d。治疗 6～8 周疗效不佳可换用其他不同化学结构的典型药物或非典型药物。

2）奋乃静（perphenazine）：属于哌嗪类化合物，口服易于吸收，1～4 h 内达血浆峰浓度，生物利用度约为 25%，90% 以上与血浆蛋白结合，口服后 3～5 个半衰期内达血浆稳态浓度，主要经肝脏 P450 同工酶 CYP 2D6 代谢，目前尚未知奋乃静是否有药理活性的代谢产物，血浆药物清除半衰期为 8～21 h。主要经肾脏排泄。奋乃静属于高效价的 D_2 受体拮抗剂，治疗精神分裂症阳性症状有效，起始剂量为 4～6 mg/d，常用临床有效剂量为 20～60 mg/d。主要的不良反应为锥体外系不良反应。对躯体器官系统影响较小。

3）氟哌啶醇（haloperidol）：1958 年合成的第一个丁酰苯类药物，口服易吸收，生物利用度为 40%～70%，92% 与血浆蛋白结合，口服后 3～5 h 达血浆峰浓度，连续给药 1 周达稳态浓度。主要在肝脏代谢，其代谢产物也有抗多巴胺作用，但作用程度明显小于母药。然而，还原氟哌啶醇可以转换为母药，从而产生抗精神病作用。母体药物的血浆半衰期平均为 15～25 h。氟哌啶醇属于高效价抗精神病药，是目前对 D_2 受受体选择性最强的阻断剂。对阳性症状疗效肯定。肌内注射对兴奋、激越、躁狂症状及行为障碍效果较好，对阴性症状及伴发的抑郁症状疗效不肯定。有效治疗剂量为 6~20 mg/d，维持治疗量以 2~6 mg/d 为宜。主要的不良反应为锥体外系不良反应。对躯体器官系统影响较小。但可引发心脏传导阻滞，有猝死病例报告。

4）舒必利（sulpiride）：口服吸收较慢，3~8 h 达血浆峰浓度，透过血-脑脊液屏障略困难，半衰期约 8 h。舒必利属于苯甲酰胺类药物，是选择性 D_2 受体阻断剂，主要作用于边缘系统。对纹状体 D_2 受体作用较弱，临床引发锥体外系不良反应作用较其他典型抗精神病药物略低。该药低剂量 200~600 mg/d，有一定抗焦虑抑郁作用。治疗阳性症状的剂量可高于 1 000 mg/d。静脉滴注舒必利 200~600 mg/d，连续 1~2 周，有较好的缓解紧张症的疗效。对伴发抑郁症状的精神分裂症可选用。主要的不良反应为失眠、烦躁、泌乳素水平升高和高泌乳素血症，以及锥体外系症状，也可出现心电图改变及一过性丙氨酸氨基转移酶升高。

5）第一代长效抗精神病药物：长效抗精神病药物主要有两种剂型，一种剂型如长效氟奋乃静癸酸酯和氟哌啶醇癸酸脂，是与酯类结合形式溶解在芝麻油中注射使用。芝麻油经注射进入肌肉，药物逐渐从油媒介物中扩散进入周围组织，限速步骤为药物的扩散速度；药物一旦进入组织即迅速水解，将母体药物释放出来。另一方面，长效化合物在两次注射之间也不断地吸收。经过多次注射的患者同时从多个注射部位吸收药物。因此，长效药物达到稳态所需的时间要长得多，其消除也慢得多。氟哌啶醇癸酸酯和氟奋乃静癸酸酯需要约 3 个月达到稳态，停止治疗数月后仍能检测到相当水平的血药浓度。另一种长效制剂为微粒结晶水溶液，药物在体内形成微粒结晶储存库，然后在组织中缓慢溶解释放，药效可持续一周。代表药物为口服长效药物五氟利多（penfluridol），属二苯丁哌啶类衍生物。其特点是进出脑组织较慢，作用时间相对较长。五氟利多的半衰期是 65~70 h，作用时间可达 1 周。

常用的长效抗精神病药物治疗剂量为：哌普噻嗪棕榈酸酯，50~100 mg，2~4 周（肌内注射）1 次；氟奋乃静癸酸酯，12.5~50 mg，2~3 周（肌内注射）1 次；三氟噻吨癸酸酯，20~40 mg，2~3 周（肌内注射）1 次；氟哌啶醇癸酸酯，50~100 mg，2 周（肌内注射）1 次；五氟利多，20~80 mg，每周（口服）1 次。

长效抗精神病药物的疗效、不良反应与同药物的口服制剂相同，适用于服药依从性不良或用药不便的患者，主要用于慢性精神分裂症的维持治疗，预防复发；也用于某些急性但依从性差的患者。

（3）典型抗精神病药物的局限性

1）不能改善认知功能：典型抗精神病药物不能改善执行功能、工作记忆、言语记忆、视觉运动、语流、精细运动功能；但有时能改善注意力的某些指标。药物的抗胆碱能作用可能会使记忆恶化。

2）对原发的阴性症状疗效微小；有时可产生继发性阴性症状与抑郁症状。

3）约有 30% 的患者其阳性症状不能有效缓解。

4）引发锥体外系和迟发性运动障碍的比例较高。

5）患者用药的依从性不好。

6）药物对患者的社会功能和自我照料能力的改善作用较小。

2. 第二代抗精神病药物（非典型抗精神药物）　第一代抗精神病药物上市多年后，出现了新的第二代抗精神病药物。与吩噻嗪类等药物相比，它们具有较高的 5-羟色胺（5-HT）2 受体阻断作用，称多巴胺（DA）-5-羟色胺（serotonin）受体拮抗剂（SDAs），对中脑边缘系统的作用比对纹状体系统的作用更具有选择性，包括氯氮平、利培酮、奥氮平、喹硫平、齐拉西酮和阿立哌唑等。这类药物由于临床作用谱广、引发锥体外系反应（EPS）比率较小或不明显，在临床上有更广阔的应用前景。

（1）氯氮平（clozapme）

1）代谢及药理作用：氯氮平于1958年在瑞典首先被合成，1972年在奥地利和瑞典上市。1975年1600例接受氯氮平治疗的芬兰患者中，16例出现了粒细胞减少症（$\leqslant 1.6 \times 10^9/L$），13例粒细胞减少症的患者中有8例发展为粒细胞缺乏症，并死于感染性疾病。国际上报导该药引起50余例患者死亡后，氯氮平从欧洲大多数国家的市场撤出，对这个药物的研究及应用实际上处于停滞状态。20世纪80年代后期，国际多中心研究发现氯氮平治疗难治性精神分裂症有很好的疗效，1990年美国FDA同意氯氮平治疗难治性精神分裂症患者和因为严重锥体外系症状和严重迟发性运动障碍而不能耐受典型药物的精神分裂症患者。我国在1980至2000年近20年间使用非常普遍，近5年作为一线选择正逐渐下降。

氯氮平只有口服制剂，服药约2 h后达血浆峰浓度，生物利用度27%~47%，消除半衰期大约是12 h，1周后达稳态血浆浓度，蛋白结合率94%。氯氮平的血浆浓度个体差异很大，服用同一剂量血浆浓度差异可达45倍，女性血浆浓度轻度高于男性，吸烟者轻度低于非吸烟者，老年人可能比年轻人高出约2倍。急性氯氮平过量中毒或氯氮平治疗出现严重不良反应的时候，监测氯氮平血浆浓度可能有帮助。研究显示患者更可能在氯氮平血浆浓度超过350 ng/ml时产生疗效。如果血浆浓度低于250 ng/ml时，患者治疗6周仍无效，医生应该调整剂量将血浆浓度提高到约350 ng/ml；如果患者表现出较多的不良反应，而且药物血浆浓度较高，降低剂量可能有利。氯氮平主要在肝脏经去甲基和氧化代谢，80%以代谢产物形式从尿液或粪便中排泄，不足5%的母体药物在尿中以原形存在。

氯氮平对多种受体包括5-HT$_{2A}$、5-HT$_{2B}$、α-肾上腺素和胆碱受体有亲和性，与 D_2 受体的亲和性相对较低。氯氮平对 5-HT$_2$ 受体亲和性较高，也具有 5-HT$_{2A}$ 激动作用，因此可抗焦虑和抗抑郁。氯氮平的临床特性主要有几种药理学假说，①氯氮平的低 D 受体/高 5-HT 受体的作用比例；②氯氮平对中脑边缘区域多巴胺系统的作用选择性高；③氯氮平还有 5-HT$_3$ 受体阻断作用和强 α-和 $α_2$ 肾上腺素受体阻断作用，对组胺 H$_1$ 型受体和乙酰胆碱毒蕈碱样 M$_1$ 受体的强亲和性以及对 σ 受体的亲和性比典型药物低等。由于氯氮平具有上述多受体作用特点，显示其临床作用的广谱性及产生多种不良反应的特点。氯氮平治疗剂量为 200~600 mg/d。

2）治疗适应证：①难治性精神分裂症患者；②出现严重迟发性运动障碍的精神分裂症患者；③易发生锥体外系不良反应的精神分裂症患者；④分裂情感性障碍、难治性躁狂和严重精神病性抑郁症；⑤继发于抗帕金森病药物的精神症状，使用小剂量氯氮平（25~75 mg/d）有效；⑥严重自杀的精神分裂症患者；⑦其他难治性精神疾病：广泛性发育障碍、孤独症或强迫性障碍的难治性患者。

3）不良反应：常见不良反应有过度镇静、流涎、中枢或外周抗胆碱能作用、心血管系统影响（常见心率过速）、体重增加等。已有氯氮平致糖脂代谢障碍和引发 2 型糖尿病的病例报道；氯氮平的严重不良反应主要是血液系统改变，白细胞减少和粒细胞降低，其发生率大约是其他抗精神病药物的 10 倍。可以降低癫痫发作阈，引发剂量相关的癫痫发作。因此，氯氮平治疗要掌握适当的适应证。

4）过量中毒：氯氮平过量中毒的表现类似于典型药物，但没有明显的锥体外系不良反应。最主要的表现是意识觉醒度有不同程度的降低，从嗜睡到昏迷；心动过速、低血压、脑电图改变、严重心律失常、抗胆碱能症状等。口服量>2 g 的患者，死亡率高达 12%，主要死亡原因为心肺衰竭。此外过量氯氮平

可以造成心肌炎或心肌病而发生猝死，某 40 岁患者服用3~4 g
氯氮平后表现意识不清、瞳孔收缩、窦性心动过速、肢体颤搐，
并有肺部感染体征，镜检发现横纹肌溶解。另一例患者服用过
量氯氮平后 12 d 出现便血，进一步检查发现是糜烂性出血性肠
炎，经对症治疗缓解。服用过量氯氮平，其消除半衰期与单次
用药一致，测定血浆氯氮平和去甲氯氮平浓度，对于识别和监
测氯氮平过量中毒非常有帮助。

　　5）药物相互作用：细胞色素 P450 酶系统参与氯氮平的代
谢，因此有种属差异，抑制或诱导同工酶系统的药物可以影响
氯氮平的血浆浓度。氟伏沙明是强 CYP 1A2 抑制剂，可增高氯
氮平的浓度，氟西汀只在较高剂量时改变氯氮平浓度。西米替
丁、SSRIs、三环类药物和丙戊酸盐通过抑制 CYP 1A2 和 2D6 降
低氯氮平的清除。苯妥英和卡马西平诱导 CYP 2C19 和 3A4 同功
酶，降低氯氮平血浆浓度（≤50%）。利培酮是一个弱 CYP 2D6
抑制剂，与氯氮平合并使用可升高其浓度。苯二氮䓬类药物不
影响药物代谢动力学，与氯氮平罕有相互作用，但文献中有谵
妄、明显嗜睡和急性呼吸抑制的个案报道。

　　6）撤药症状：氯氮平慢性治疗期间突然停药，大多数患者
常出现撤药症状，具体表现为胆碱能症状反跳、精神症状恶化
以及一些躯体症状如寒战、震颤、激越和意识紊乱。此外，还
有严重运动障碍和肌张力障碍的报道，患者在停用氯氮平 514 d
内出现了严重的肢体、躯干和颈部肌张力障碍和运动障碍，运
动不稳，蹒跚步态，吞咽时出现哽噎等。氯氮平的多受体作用
可能是产生撤药症状的原因。其发生机制包括：胆碱受体超敏、
多巴胺受体超敏、可能还涉及 D_4 受体、5-HT 能、去甲肾上腺素
和 γ-氨基丁酸（GABA）能系统。氯氮平的撤药症状用典型抗精
神病药物治疗的反应差，因此应该在有严格适应证的情况下逐
渐停用氯氮平。如果必须即刻停氯氮平，建议患者住院，预防
胆碱能反跳症状，目前没有任何可操作性的防治指南。可使用

小剂量氯氮平治疗。

（2）利培酮（risperidone）

1）代谢及药理作用：利培酮是第一个继氯氮平之后获得美国 FDA 批准的第二代 SDAs 抗精神病药，目前有口崩片、口服液等多种口服剂型和长效针剂（见长效非典型抗精神病药部分）。1994 年在美国、欧洲上市，1997 年进口我国。口服用药生物利用度为 70%～82%，在肝脏内主要经 CYP 2D6 代谢为 9-羟利培酮，9-羟利培酮与母药物有同样的药理作用。母药物的血浆峰浓度出现在 1 h 以内，而 9-羟利培酮出现在 3 h 以内，食物不影响药物在肠道内的吸收比例和程度。血浆蛋白结合率为 88%，母药物的消除半衰期为 3 h，9-羟利培酮为 24 h，主要由尿及粪便排出。利培酮有很强的中枢 5-HT，尤其是 5-HT$_{2A}$ 和 D$_2$ 受体的拮抗作用，对 D$_2$ 受体的拮抗作用与典型药物氟哌啶醇相似，此外还表现出对 α$_1$ 和 α$_2$ 受体的高亲和性，但是对 β 受体和毒蕈碱样胆碱能受体的亲和性较低。因此对阳性症状的疗效与典型药物相似，且低剂量时锥体外系不良反应较少，对阴性症状有较好的疗效，镇静作用小，没有明显的抗胆碱能不良反应。目前还没有确切证据可证实利培酮的临床疗效与其血浆水平的关系。常见的不良反应为剂量相关性 EPS 和血催乳素水平增高，其他常见的不良反应包括镇静、头晕等。利培酮常用治疗剂量：2～6 mg/d。

2）治疗适应证：①急慢性精神分裂症：利培酮对首发和多次发作的精神分裂症、分裂情感性精神障碍的精神症状均有效；②精神分裂症和分裂情感障碍的维持治疗，预防复发；③器质性精神病；④难治性精神分裂症；⑤其他精神疾病：治疗双相障碍躁狂发作以及与心境稳定剂合并治疗双相情感障碍。

3）过量中毒：尽管报道非典型抗精神病药物利培酮和奥氮平过量相对安全，但已有报告一例 45 岁的男性精神分裂症患者吞服了几百片 1 mg 利培酮后致死，尸体解剖发现利培酮的血浆浓度是正常治疗范围的 500 倍。一例 29 岁的男性患者，吞服了 245 mg 利培酮后被送到急诊室，检查发现有心脏传导异常，电解质失衡，经支持治疗后完全康复。

4）药物相互作用：氟西汀和帕罗西汀的 CYP 2D6 抑制作用可阻断利培酮的羟化代谢过程，而该酶诱导剂卡马西平增强利培酮的代谢，合并使用需要增加利培酮剂量。利培酮血浆浓度增高可能会增加发生 EPS 的危险和降低药物的疗效，因为代谢产物和母药有同样的药物作用。利培酮只是一个弱酶抑制剂，对其他药物的清除并无明显影响。老年人代谢功能差，可能需要降低剂量。

（3）奥氮平（olanzapine）

1）代谢及药理作用：奥氮平作为氯氮平的衍生物，1996 年在美国和欧洲上市，1999 年进口中国，目前有普通片剂、口崩片和长效针剂（国内未上市，见长效非典型抗精神病药）等多种剂型。该药是噻酚苯二氮䓬类衍生物，口服后 5 h 达血浆峰浓度，半衰期为 31 h（21~54 h），可以每日 1 次用药。食物不影响奥氮平的吸收。93% 的药物呈蛋白结合形式，年龄、性别或者人种对奥氮平血浆浓度的影响很小，血药浓度与临床疗效的关系研究还不多。在肝脏经 CYPIA2、CYP2D6 代谢，尚未发现有药理活性的代谢产物。老年人半衰期延长，主要由尿及粪便排出。奥氮平为多受体作用药物，特异地阻断 5-HT$_{2A}$、D$_2$ 以及 D$_1$ 和 D$_4$ 受体，另外还阻断毒蕈碱样胆碱受体（M$_1$）、H$_1$、5-HT$_{2A}$、5-HT$_3$、α_1 受体。它的 5-HT$_{2A}$ 的阻断大约是其阻断多巴胺作用的 8 倍。奥氮平的药理特性与氯氮平相似，但基本上没有氯氮平所致粒细胞缺乏症的不良反应。研究显示奥氮平对中脑边缘与纹状体 D$_2$ 受体均有阻断作用，只是某些非常敏感的患者可能会发生轻微 EPS。此外，动物研究中发现奥氮平阻断苯环己啶（PCP）效应，PCP 是一种 N-甲基-D 天门冬氨酸（NMDA）受体拮抗剂，诱发的症状在许多方面非常类似于人类精神分裂症的阳性、阴性和认知损害症状，提示奥氮平治疗精神分裂症的作用涉及谷氨酸系统。目前精神分裂症的谷氨酸功能低下病因学假说已经引起了精神病学界的高度重视。主要的不良反应为短暂的镇静、直立性低血压，体重增加不良反应明显，EPS的危险较低，有恶性综合征、暂时性催乳素升高的个案报告。奥氮平常用治疗剂量：5~20 mg/d，高剂量可达30 mg/d。

2）治疗适应证：①急慢性精神病：奥氮平对首发和多次发作的精神分裂症、分裂情感性精神障碍的精神症状均有效；②精神分裂症和分裂情感障碍的维持治疗，预防复发；③难治性精神分裂症；④器质性精神病；⑤单独治疗或与心境稳定剂合并治疗双相情感障碍。

3）过量中毒：过量奥氮平出现严重的中枢神经系统抑制、心动过速和EPS。具体表现为发热、缄默、激越、肌张力障碍、静坐不能、瞳孔缩小、肌酸激酶浓度升高和白细胞计数增高等，非常类似于恶性症状群。经支持治疗可以缓解。

4）药物相互作用：奥氮平对肝脏代谢影响很小。乙醇可增加奥氮平的吸收（>25%），导致嗜睡增加和发生直立性低血压。吸烟的患者可能需要较高的剂量，卡马西平和苯妥英通过诱导CYP 3A中度降低奥氮平浓度（≤50%），西米替丁可能增高奥氮平的浓度。

（4）喹硫平（quetiapine）

1）代谢及药理作用：喹硫平的分子结构接近于氯氮平和奋乃静。1996年在国外上市，2001年进口我国，属二苯西平类化合物，有速释和缓释等剂型。口服后1~1.5 h达峰浓度，血浆蛋白结合率为83%。消除半衰期6.9 h，服药后48 h达稳态浓度。喹硫平有多种代谢途径，大部分为无活性代谢产物，95%以上以代谢产物排泄，不足1%以原型药排泄，食物和吸烟对代谢无明显影响。老年和肝肾功能损害的患者，药物清除率减低，需要降低剂量30%~50%。喹硫平对 $5-HT_2$、H_1、$5-HT_6$、α_1 和

α_2受体有很高的亲和性，与D_2受体有中度亲和性，对D_1受体有很低亲和性，对M_1和D_4受体有极低亲和性。对不同精神分裂症动物模型（如多巴胺能和非多巴胺能行为模型）的深入研究显示喹硫平有很强的抗精神病作用。该药治疗阳性、阴性症状有效，引发EPS的危险性较小。对人体的研究提示喹硫平基本上不引起EPS，但可引起催乳素浓度的暂时升高。主要的不良反应是嗜睡、头晕和直立性低血压。此外喹硫平可引起甲状腺激素水平轻度降低，不伴有促甲状腺激素水平升高，这些改变均没有临床意义。对心血管系统无明显影响，偶尔出现QTc间期延长。喹硫平治疗剂量300~750 mg/d。

2）治疗适应证：①急慢性精神分裂症与精神病性障碍：首次发作或急性恶化的精神分裂症和分裂情感障碍患者；②帕金森病伴发精神病性障碍或抗帕金森病药物引发的精神病性障碍；③精神分裂症和分裂情感障碍的维持治疗，预防复发；④器质性精神病；⑤易发生血泌乳素水平升高、EPS及迟发性运动障碍的精神分裂症患者。⑥单独治疗或与心境稳定剂合并治疗双相情感障碍。

3）过量中毒：喹硫平几乎没有抗毒蕈碱样胆碱能作用，过量报告非常有限。最高喹硫平过量报道为20 g，但是经过支持治疗，恢复正常。喹硫平急性中毒表现为心动过速、头晕、低血压、QTc间期延长、嗜睡和快速进行性昏迷、潜在的血流动力学不稳定性，意识水平可突然恶化。处理包括使用活性炭、静脉输注生理盐水和呼吸道插管，保持呼吸通畅。患者的精神状态可在几小时后迅速改善，QTc间期延长和心动过速也可在2~3 d后恢复。建议喹硫平过量者需要心电监护12~18 h。

4）相互作用：CYP 3A4是喹硫平的主要代谢途径，如果合并使用影响该同工酶活性的药物，需要调整喹硫平的剂量。CYP 2D6为喹硫平的次要代谢途径，喹硫平与CYP1A2、3C9、2C19或3A4没有相互作用，西米替丁和安替比林与喹硫平没有相互的代谢影响，苯妥英为 CYP 3A4 诱导剂，能增加喹硫平清除率达 5 倍。锂盐、劳拉西泮（或其他苯二氮䓬类药物）、西米替丁、利培酮、氟哌啶醇、氟西汀和米帕明与喹硫平之间在药代动力学方面没有相互影响，不需调整剂量。合并使用硫利达嗪，使口服喹硫平清除率增加 60%，需要调整剂量。

（5）齐拉西酮（ziprazidone）

1）代谢及药理作用：齐拉西酮在我国上市的有齐拉西酮片剂与速效注射剂。齐拉西酮是一种苯异噻唑哌嗪型抗精神病药，其化学名为 5-2-E4（1.2-苯并异噻唑-3-基）-1-哌嗪基〕乙基〕-6-氯-1，3-二氢吲哚-2-酮盐酸盐。口服吸收完全，达峰时间为 6~8 h，生物利用度约为 60%，与食物同服生物利用度增加 1 倍达 100%，蛋白结合率 >99%，多次用药 1~3 d 达稳态，稳态时其消除相半衰期为 6~10 h。齐拉西酮在肝脏被广泛代谢，在体内主要通过 3 个代谢途径清除，产生 4 种主要循环代谢产物：苯并异噻唑哌嗪（BITP）亚砜、BITP 硫代酮、齐拉西酮亚砜及 S 甲基-二氢齐拉西酮。通过乙醛氧化酶还原是齐拉西酮代谢清除的主要途径。超过 2/3 的齐拉西酮通过这条途径代谢，临床上没有拮抗剂或诱导剂。齐拉西酮清除的第二条途径主要通过细胞色素 P450 酶 CYP3A4 氧化，其主要代谢产物药理活性不及母药的 1%。仅不到 1% 的母药由尿液和粪便排泄。年龄、性别或肾功能损害对齐拉西酮药代动力学无明显影响。轻中度肝功能损害患者口服齐拉西酮后血药浓度比正常人升高 30%，终末半衰期比正常人长 2 h，在该类患者中使用应考虑降低剂量。

齐拉西酮是 5-羟色胺 2A 和多巴胺 D_2 受体的强拮抗剂，对 $5HT_{2A}$ 和多巴胺 D_2 受体的作用比值为 11∶1。齐拉西酮对 D_3 受体有强亲和性，对 D_4 受体有中等程度的亲和性，对 D_1 受体的亲和性较弱。齐拉西酮也是 $5-HT_{2C}$ 受体、$5-HT_{1D}$ 受体的强拮抗剂，同时还是 $5-HT_{1A}$ 的强激动剂，并对去甲肾上腺素、5-HT 的再摄取具有中度抑制作用的优点。该药这些药理作用提示其对精神分裂症的阳性症状、阴性症状、情感症状有治疗效果，且 EPS较少。此外齐拉西酮对 α-受体只有中度亲和性，对组胺 H_1 受体、胆碱 M 受体仅有轻度亲和性，这些药理作用对该药的不良反应是很重要的，可以解释齐拉西酮对毒蕈碱 M_1 受体亲和性弱，使该药的中枢和外周抗胆碱能作用不明显。

美国食品药品管理局曾因为齐拉西酮延长 QTc 间期而延缓批准该药上市。早期对齐拉西酮治疗引起 QTc 间期延长比较关注，可能与该药代谢途径被几种常用的药物所抑制有关。这种药物相互作用可能导致严重的心脏复极延长，尖端扭转痉挛室速（torsadedepoint）和心源性猝死；其主要关键是在于使用了西沙必利（cisapride）和羟苯哌啶醇（terfenadine，特非那丁）治疗的患者。故齐拉西酮应避免与其他可能导致 QT 间期延长的药物合用，并纠正可能增加心律失常风险的电解质紊乱等情况。齐拉西酮与代谢抑制剂合用并未导致 QT 间期进一步增加。2 项关于齐拉西酮合并治疗的较为系统的研究已进行 6 年，提供了相当多的有关安全性信息。使用该药物治疗应该进行基础心电图检查，并定期检查心电图。

2）治疗适应证：①精神分裂症和分裂情感性精神病：已有多项短期（4~6 周）双盲临床试验结果显示该药 80~160 mg/d治疗精神分裂症阳性症状、阴性症状、情感症状和认知症状有效。对急性或亚急性精神分裂症的疗效与其他抗精神病药物和利培酮相当（包括中国临床试验）；②精神分裂症和分裂情感障碍的维持治疗，预防复发：一项为期 1 年的长期对照研究，比较了齐拉西酮和安慰剂治疗精神分裂症预防复发的疗效。显示齐拉西酮 40 mg/d、80 mg/d 和 160 mg/d 治疗能预防复发，其复发率分别为 43%、35% 和 36%，明显低于安慰剂组的 77%。长期齐拉西酮治疗可进一步改善阴性症状；③易发生血泌乳素水平升高、EPS 及迟发性运动障碍的精神分裂症患者；④与心境稳定剂合并治疗双相情感障碍。

3）不良反应及安全性：①齐拉西酮治疗的主要不良反应为嗜睡、头晕、恶心和头重脚轻，偶有心动过速、直立性低血压和便秘；②多项研究显示齐拉西酮 40~160 mg/d 治疗时其 EPS 量表评分与安慰剂组差异无统计学意义；但高剂量范围有与剂量相关的 EPS 发生。血清泌乳素水平与基线值差异无统计学意义。与其他非典型抗精神病药物比较，齐拉西酮引起体重增加较轻微；对糖脂代谢亦无明显影响。

4）药物相互作用：齐拉西酮对 CYP 2D6、2C9、2C19、3A4、1A2 酶的抑制作用很弱，与其他药物发生有临床意义的相互作用可能性较小。齐拉西酮不影响锂盐的稳态血浆浓度和肾清除率。

5）过量中毒：目前尚未发现齐拉西酮过量中毒的文献报告。

6）剂量和用法：①治疗急性精神分裂症患者，剂量为 80~160 mg/d，分两次与食物同用。慢性患者或预防复发维持治疗为 40~160 mg/d，分次服用；②齐拉西酮速效注射剂可用于控制伴急性躁动的精神分裂症患者，推荐剂量为每日 10~20 mg，根据需要最高剂量可达 40 mg。每隔 2 h 可注射 10 mg；每隔 4 h 可注射 20 mg，最高剂量可达每日 40 mg。疗程一般为 3 d 或 3 d 以内。

（6）阿立哌唑（aripiprazole）

1）代谢及药理作用：阿立哌唑是一种喹诺酮衍生物，化学名为 7-［4-［4-（2，3-二氯苯基）-1-哌嗪基］丁氧基］-3，4-二氢-（IH）-喹啉酮。1988 年由日本大冢制药有限公司开发，2002 年 11 月美国 FDA 批准上市。国产阿立哌唑于 2004 年上市并应用于临床。阿立哌唑口服吸收良好，达峰时间 3~5 h，生物利用度 87%，进食无影响，平均消除相半衰期为 75 h。在肝脏该药经 P450 CYP3A4、2D6 多重生物转换途径消除，药物之间可能通过细胞色素 P450 酶发生相互作用。代谢产物脱氧-阿立哌唑对 D_2 受体具有亲和性。经研究，性别、种族、吸烟、肝肾功能对阿立哌唑的使用剂量无明显影响。

阿立哌唑的药理作用与第一代、第二代抗精神病药不同，为 5-HT-DA 系统稳定剂。阿立哌唑对突触后多巴胺 D_2 受体具有弱激动作用，DA 活动过高时可以起到下调 DA 的活动，治疗精神分裂症阳性症状。该药对突触前膜 DA 自身受体具有部分激动作用，对 DA 活动降低的脑区可以上调 DA 功能，治疗精神分裂症和阴性症状认知功能损害。

阿立哌唑对突触后膜 $5\text{-}HT_{2A}$ 受体具有阻断作用，有助于 5-HT 与 DA 系统功能的协调并具平衡作用，减少 EPS 的产生和提高抗精神病的疗效。药物对突触后膜 $5\text{-}HT_{1A}$ 有部分激动作用。此外阿立哌唑对 D_3、D_4、毒蕈碱 M 受体、α-肾上腺素能和组胺 H_1 受体有一定的亲和力。

2）治疗适应证：精神分裂症和分裂情感性精神障碍。阿立哌唑对精神分裂症阳性、阴性症状疗效与其他抗精神病药相当，可改善情感症状及认知功能。美国 FDA 还批准了阿立哌唑治疗精神分裂症-青少年（13~17 岁）、双相躁狂-少儿（10~17 岁）与成人双相躁狂：单一治疗或辅助锂盐或丙戊酸钠治疗。

3）剂量和用法：阿立哌唑的起始剂量为 10~15 mg，每日 1 次用药。治疗有效剂量为 10~30 mg/d。研究显示在 30 mg/d 以上提高剂量，疗效并不增加。

4）不良反应及安全性：常见不良反应有头痛、困倦、兴奋、焦虑、静坐不能、消化不良、恶心等。多项研究提示阿立哌唑治疗中 EPS 量表评分与基线比较无明显变化；所引起的静坐不能症状与剂量无明显关系。阿立哌唑短期临床研究结果显示血清泌乳素水平与基线比较有轻度下降，长期研究未发现泌乳素水平升高。阿立哌唑对脂代谢影响不显著。

5）药物相互作用：①阿立哌唑经 P450 CYP 2D6 和 3A4 酶

代谢，该药与其他药物的相互作用主要与经此酶代谢的底物有关。若与此酶的抑制剂合用可提高阿立哌唑的血药浓度；②阿立哌唑对肾上腺素 α 受体有拮抗作用。目前尚未发现阿立哌唑过量中毒的文献报告。

（7）氨磺必利（amisulpride）

1）代谢及药理作用：氨磺必利可以选择性地与边缘系统的 D_2、D_3 多巴胺能受体结合，但不与 5-HT 能受体或其他组胺受体、胆碱能受体、肾上腺素能受体结合。高剂量氨磺必利主要阻断边缘系统中部的多巴胺能神经元从而治疗阳性症状，而低剂量主要阻断突触前 D_2/D_3 多巴胺能受体，可以解释其对阴性症状的作用。

2）治疗适应证：氨磺必利用于治疗以阳性症状（例如谵妄、幻觉、认知障碍）和/或阴性症状（例如反应迟缓、情感淡漠及社会能力退缩）为主的急性或慢性精神分裂症，也包括以阴性症状为特征的精神分裂症。

3）用法用量：日剂量小于或等于 400 mg，应 1 次服完；如剂量超过 400 mg，应分为 2 次服用。对于急性精神病发作，推荐剂量为 400~800 mg/d 口服。根据个体情况（疗效不显著并且不良反应不明显），剂量可以提高至 1 200 mg/d。

4）不良反应及安全性：EPS（如震颤、肌张力亢进、流涎、静坐不能等）与剂量有关（日剂量 300 mg 以上）。胃肠道异常：便秘、恶心、呕吐、口干等常见。内分泌异常：氨磺必利可导致血催乳素水平升高，可引起以下临床症状：乳溢、闭经、男子乳腺发育、乳房肿胀、阳痿、女性性冷淡，一般停止治疗后可恢复。心血管异常：常见低血压。

安全性：由于氨磺必利通过肾脏排泄。对于肌酐清除率为 30~60 ml/min 的肾功能不全患者，应将剂量减半，对于肌酐清除率为 10~30 ml/min 的患者，应将剂量减至 1/3。肝脏损害患者不需调整剂量。嗜铬细胞瘤患者、催乳素依赖性肿瘤，如垂体催乳素腺瘤和乳腺癌等患者、严重肾脏损害（肌酐清除率<10 ml/min）患者禁用。

5）药物相互作用：氨磺必利血浆蛋白结合率低（16%），在与蛋白结合方面无药物相互作用。由于氨磺必利的肝脏代谢量很小，预期不会对通过细胞色素 CYP450 同功酶代谢药物的药代动力学产生具有临床意义的相互作用，也不会产生酶诱导作用。

但禁止与以下可能引起尖端扭转性室性心动过速的药物联合应用：Ia 类（如奎尼丁、氢化奎尼丁、丙吡胺）及Ⅲ类（如胺碘酮、索他洛尔、多非利特、伊布利特）抗心律失常药物，某些精神镇静药物（如硫利达嗪、氯丙嗪、左美丙嗪、三氟拉嗪、氰美马嗪、舒必利、硫必利、舒托必利、匹莫齐特、氟哌啶醇、氟哌利多）以及其他药物诸如：苄普地尔、西沙必利、美沙酮、二苯马尼、静脉用红霉素、咪唑斯汀、静脉用长春胺、卤泛群、喷他咪丁、司氟沙星、莫西沙星。

（8）帕利哌酮（paliperidone）

1）代谢及药理作用：帕利哌酮缓释片 2006 年在美国上市，2009 年在我国上市。帕利哌酮是利培酮的活性代谢物 9-羟利培酮，有较强的 D_2 受体和 $5\text{-}HT_{2A}$ 受体阻断作用，可缓解精神病性阳性症状，同时改善认知和情感症状。但由于 9 位羟基的存在，帕利哌酮对 α_2 受体阻断强度显著强于利培酮，通过阻断中枢去甲肾上腺素能和 5-HT 能神经元突触前膜的 α_2 受体，使突触前膜去极化，突触囊泡内的去甲肾上腺素和 5-羟色胺释放入突触间隙，增强 5-HT 和去甲肾上腺素的神经传递，表现出抗抑郁活性。另外对 D_3 受体同样有很强的阻断作用，可增加前额叶和扣带前回乙酰胆碱的是否，对社会认知的工作记忆、注意力及被动回避等方面可能有改善作用。对 $5\text{-}HT_7$ 的阻断作用可具有抗抑郁、改善昼夜节律及睡眠结构的作用。另外与 D_2 受体结合的快解离特性可使得内源性 DA 有机会与受体结合，发挥正常的生理作用，明显降低药物所致的 EPS 及高泌乳素血症的发生率。

2）治疗适应证：精神分裂症。

3）治疗剂量：3~12 mg/d。推荐 6 mg/d 起始，无需滴定，每日 1 次，清晨以整片吞服；首发或首次治疗患者，年老体弱，伴有躯体疾病或已知对药物非常敏感的患者或门诊患者，可从 3 mg/d 起始，尽快加到目标剂量。

4）不良反应及安全性：临床中最常见的不良反应是静坐不能和 EPS，与性别、种族、年龄等因素无相关性。高泌乳素血症也较常见。

5）药物相互作用：帕利哌酮不对通过细胞色素 CYP450 同功酶代谢药物的药代动力学产生具有临床意义的相互作用，也不会产生酶诱导作用。在治疗浓度下不会抑制 P-糖蛋白和其介导的其他药物转运，与锂、丙戊酸镁等无明显相互作用。

（9）舍吲哚（sertindole）：舍吲哚由丹麦 Lendback 公司研发，1998 年因导致心脏不良反应 QT 间期延长而被暂时剥夺上市授权。在补充进行了一项包括 5 000 例患者的研究以确定其安全性后，2005 年该药重新在欧洲上市，2009 年美国 FDA 也批准该药用于治疗特定精神分裂症（即其他药物无效的患者），我国尚无此药供应。舍吲哚血清半衰期为 1~4 d，每日 1 次给药，约 2 周达稳态血浆浓度。体外研究显示舍吲哚是 5-HT$_{2A}$、多巴胺 D$_2$ 和肾上腺素 a-受体拮抗剂，选择性作用于大脑边缘系统。其治疗适应证为精神分裂症和分裂情感性精神病的急性期治疗。舍吲哚常见不良反应为：心动过速、轻度鼻充血、射精量减少、QT 间期延长、体重增加和恶心。氟西汀和帕罗西汀均可使舍吲哚肾清除率降低 50%，而卡马西平和苯妥因可使舍吲哚肾清除率增加 50%，如果与这些药物合并使用，需调整舍吲哚的剂量。

（10）洛沙平（loxapine）：洛沙平是一种 5-HT$_{2A}$/多巴胺 D$_2$ 拮抗剂，具有和氯氮平相关的化学结构，国内仿制药已上市，但原研药尚未上市。主要代谢产物是 N-甲基-洛沙平，即阿莫沙平，一种三环类抗抑郁药物。阿莫沙平具有去甲肾上腺能再摄取阻断特性，这可能是洛沙平抗抑郁作用的基础。国外有口服、注射剂及吸入剂等多种剂型。用于精神分裂症的治疗，推荐的初始剂量为 34 mg，每日 2 次，最高日剂量不能超过 340 mg。其主要不良反应为 EPS。药物相互作用方面，与戊巴比妥钠有协同作用。

（11）阿塞那平（asenapine）：阿塞纳平对 DA、5-HT、去甲肾上腺素及 H 受体有结合力，与其他第二代抗精神病类药物及氟哌啶醇相比较，阿塞那平 $5-HT_{2C}$、$5-HT_{2A}$、$5-HT_7$、$5-HT_{2B}$、$5-HT_6$、$NE\alpha_{1/2B}$、DA3 受体亲和力较高。2009 年 8 月 13 日经美国 FDA 批准成年精神分裂症急性期治疗，国内尚未上市。起始剂量为 5 mg 每日 2 次，最大剂量为 10 mg 每日 2 次；维持期的治疗。主要常见的不良反应是嗜睡和焦虑，其他不良反应包括：体重增加、食欲增加、肌张力障碍、静坐不能、运动障碍、帕金森病症状（运动迟缓、震颤）、眩晕、味觉障碍、肌肉僵硬、乏力等。药物相互作用方面，氟伏沙明（强 CYP1A2 抑制剂）和帕罗西汀（CYP2D6 底物和抑制剂）可降低阿塞纳平的代谢。

（12）鲁拉西酮（lurasidone）：鲁拉西酮于 2010 年 8 月经美国 FDA 批准治疗精神分裂症，国内尚未上市。鲁拉西酮对多巴胺 D_2 受体、$5-HT_7$ 受体、$5-HT_{2A}$ 受体，$5HT_{1A}$ 受体和 α_{2c}-肾上腺素受体均有较高亲和力。鲁拉西酮治疗精神分裂症起始剂量为 40 mg/d，有效剂量范围为 40~120 mg/d。常见的不良反应有嗜睡、静坐不能、恶心、帕金森综合征和焦虑等。鲁拉西酮较少引起体重增加，不引起糖脂代谢紊乱、心电图和 QT 间期改变，可能引起催乳素升高。鲁拉西酮主要由 CYP3A4 代谢，CYP3A4 抑制剂如酮康唑可降低其代谢。鲁拉西酮对其他精神药物（如比哌立登、氟硝西泮、地西泮和氟哌啶醇）的蛋白高亲和力影响较小。

（13）布南色林（blonanserin）：布南色林由日本住友制药

株式会社开发，2008年4月在日本上市，美国、欧洲及中国国内尚未上市。布南色林对多巴胺 D_2、D_3 受体和 5-HT_{2A} 受体有较强的亲和力。布南色林治疗精神分裂症的剂量范围为 8~24 mg/d，分2次饭后服用。布南色林可发生 EPS，以静坐不能和帕金森综合征常见。但较少引起催乳素水平升高及食欲增加。布南色林主要通过 CYP3A4 代谢，因此抑制 CYP3A4 的药物如酮康唑等与其同时服用时，能增加布南色林的血药浓度，因此两者合用时需注意。布南色林和 CYP3A4 酶的诱导剂如苯妥英钠、卡马西平、利福平等合用也需慎重。此外布南色林禁止与肾上腺素合用，因其可引起严重的低血压。

（14）佐替平（zotepine）：佐替平国内已有仿制药上市，但原研药尚未上市。佐替平对中枢多巴胺 D_1、D_2 具有亲和力，也可与 5-HT_2、α-受体和组胺 H_1-受体结合，并抑制去甲肾上腺素的再摄取。佐替平及代谢物去甲佐替平的蛋白结合率为97%。用于精神分裂症，起始剂量为口服 25 mg，每天3次，根据疗效每4天增加一次剂量，最高可达 100 mg，每天3次。在每天总量超过 300 mg 时较易导致癫痫发作。而老年人、肝肾功能不全者应减量，开始 25 mg，每天2次，加量最大不超过 75 mg，每天2次。常见的不良反应为困倦、失眠、乏力、便秘、头晕、指颤、视力模糊、血压下降、心律失常、心电图改变。偶见天冬氨酸氨基转移酶、丙氨酸氨基转移酶升高。可能引起 Q-T 间期延长。在药物代谢中涉及 P450 CYP 1A2 和 3A4。

（15）伊潘立酮（iloperidone）：伊潘立酮在2009年美国 FDA 批准上市，但国内尚未上市。与 5-HT_{2A} 和多巴胺 D_2 和 D_3 受体有高亲和力，对多巴胺 D_4、5-HT_6、5-HT_7 和去甲肾上腺素 $NE\alpha_1$ 受体有中等亲和力，对 5-HT_{1A}、多巴胺 D_1 和组胺 H_1 受体低亲和力。治疗适应证：适用于成年精神分裂症的急性期治疗。由于其 α-肾上腺受体阻断作用，伊潘立酮必须从低起始剂量缓慢加量以避免直立性低血压。推荐的起始剂量是 1 mg，每天

2 次。目标剂量范围 6 ~ 12 mg，每天 2 次。最大推荐剂量是 24 mg/d。常见不良反应是眩晕、口干、疲劳、鼻充血、直立性低血压、嗜睡、心动过速和体重增加。当与其他中枢作用药物和乙醇联用时应小心使用。由于其 α_1-肾上腺素能受体拮抗作用，伊潘立酮可能增强某些抗高血压药物作用。

（16）哌罗匹隆（perospirone）：哌罗匹隆 2001 年在日本上市，但尚未申请在欧洲、美国上市，国内目前有仿制药上市。哌罗匹隆主要阻断 DA-2、5-HT$_2$受体而发挥作用。治疗精神分裂症，成人起始剂量为口服 4 mg，每天 3 次，逐渐加量。维持量为每天 12 ~ 48 mg，3 次分服。根据年龄和症状适当增减剂量，每天剂量不得超过 48 mg。研究显示其主要不良反应为静坐不能、震颤、肌强直、构音障碍等锥体外系症状、失眠、困倦等。药物相互作用方面，严禁与肾上腺素合用；与 P450 的 3A4 酶选择性抑制剂（大环内酯类抗生素）合用时，可增加其血药浓度升高。

（17）长效非典型抗精神病药

1）利培酮长效注射剂（risperidone，risperdal consta）：注射用利培酮微球是第一个长效非典型抗精神病药，是非典型抗精神病药利培酮的长效注射剂型。

①剂型特点：利培酮长效剂型采用了 Medisorb@ （微球体）药物控释技术，即用医用聚合物将肽类和小分子药物包裹起来形成微粒，加入水制成混悬液，然后进行肌内注射。注射后，利培酮微球在体内发生几个阶段的变化：第一个阶段是水合作用，发生在注射后的前 2 ~ 3 周。水合聚合物和少量的利培酮从微粒表面释放出来。第二个阶段是药物扩散，发生在注射后的 3 周后，聚合体侵蚀后利培酮从微粒中大量释放。第三个阶段是注射第 7 周后的聚合体破裂。药物经过水合作用扩散到组织中发挥作用，聚合物链会逐渐分解成甘醇酸（glycolic acid）及乳酸（1actic acid），并以固定速率释放出利培酮进入人体。甘醇

酸及乳酸（分解产物）会进一步代谢成为二氧化碳和水而排出体外。因此注射用利培酮微球经由水性载体输送，与油性注射针剂比较，水性注射针剂更容易注射，注射部位的疼痛程度较轻。

②药代动力学特点

a. 单剂量药代动力学特点：注射用利培酮微球特殊的剂型决定了独特的释放机制，以及药代动力学特点和作用过程。在水合阶段，药物活性成分（利培酮+9-羟利培酮）的血浆水平很低，因此在第一次注射后的 3 周内，务必给予患者一种可达治疗剂量的抗精神病药物作为补充。注射 3 周后，药物活性成分达到治疗浓度，约在 4~5 周达到峰浓度，7 周后药物浓度迅速降至治疗水平以下，利培酮、水和二氧化碳等代谢终产物完全排出体外。注射用利培酮微球的血浆浓度个体差异很大，一项研究显示肌内注射 25 mg、50 mg 和 75 mg 的血浆浓度范围分别是 5~46.6 ng/ml、13.4~92.6 ng/ml 和 13.3~93.4 ng/ml。随着剂量的增高，药物在脑内 D_2 受体占有率高于 70% 的患者比例增加（75 mg 剂量组，57% 的患者脑内 D_2 受体占有率>80%）。

b. 多剂量药代动力学特点：多剂量药物动力学特性显示，每2周注射一次是注射用利培酮微球较为理想的给药间隔。血浆中的有效成分浓度与给药物剂量成正比，并于 8 周后（注射 4 次后）达到稳定浓度。与口服利培酮相比，注射用利培酮微球的血药浓度相对稳定，波动幅度较小，有效药物成分的峰谷比值低于口服制剂，患者在注射药物后，最高血浆浓度（C_{max}）较使用口服药物低 30%。

③治疗适应证：用于治疗急性和慢性精神分裂症及其他各种精神病性状态的明显的阳性症状（如幻觉、妄想、思维紊乱、敌视、怀疑）和明显的阴性症状（如反应迟钝、情绪淡漠、社交淡漠、少语），可减轻与精神分裂症有关的情感症状（如抑郁、负罪感、焦虑）。一项为期 1 年的研究显示，注射用利培酮

微球可以改善患者的生活质量。

临床试验曾探讨注射用利培酮微球的 4 种剂量：25 mg、37.5 mg、50 mg 及 75 mg。使用最小有效剂量（25 mg）可将不良反应的发生率降到最低。对于大多数患者，一般建议剂量为25 mg 与最大剂量 50 mg，可根据症状控制情况、药物不良反应情况及血药浓度调整维持治疗剂量。由于注射用利培酮微球特殊的剂型及药代动力学特点，首次注射后的 3 周内需要合并一种可达治疗剂量的抗精神病药物作为补充。

④不良反应及药物相互作用：最常见的不良反应是运动障碍（包括 EPS 和震颤）、焦虑、失眠、头痛和鼻炎。注射用利培酮微球的活性药物成分是利培酮，其主要不良反应与利培酮近似。与口服利培酮相比，注射用利培酮微球的血药浓度相对稳定，波动幅度较小，因此不良反应可能比口服利培酮少。药物相互作用与口服利培酮相似。

2）帕利哌酮长效注射剂（paliperidone palmitate injection）：棕榈酸帕利哌酮注射剂（商品名：善思达® Invega Sustenna）是第二代长效非典型抗精神病药，是棕榈酸帕利哌酮的长效注射剂型。棕榈酸帕利哌酮在体内血药浓度波动小，安全性高。独特的起始给药模式确保药物快速起效。

①制剂特点：棕榈酸帕利哌酮注射液是一种长效的肌内注射用水性混悬液，活性成分为帕利哌酮。棕榈酸帕利哌酮的化学名（9-RS）-3-［2-［4-（6-氟-1，2-苯丙异恶唑-3-yl）哌啶-1-yl］乙基］-2-甲基-4-氧-6，7，8，9-四氢-4H-吡啶并［1，2-a］嘧啶-9-yl-棕榈酸盐。帕利哌酮和棕榈酸通过酯化反应，形成帕利哌酮棕榈酸酯，经过肌内注射后缓慢溶解，小颗粒先溶解，大颗粒后溶解，随后棕榈酸帕利哌酮被酯酶完全水解为帕利哌酮。在注射后的 1 周内达到有效的血浆治疗浓度。

②代谢和药理：单次注射药物后，药物从第 1 天开始释放，持续释放时间最长可达注射后第 126 天，大约在注射后第 13 天

帕利哌酮达到血浆峰浓度。帕利哌酮主要经肾脏排泄，约59%的药物以原型从尿液中排出，其余约25%在肝脏通过非细胞色素P450酶（CYP酶）的脱氢反应或脱烷基反应形成代谢产物排泄，仅少部分（少于10%）经过肝脏CYP酶发生氧化反应而消除。单次注射25~150 mg帕利哌酮剂量的棕榈酸帕利哌酮注射液后，平均的消除半衰期为25~49 d，注射部位并不影响药物的半衰期。

③治疗适应证：棕榈酸帕利哌酮用于精神分裂症患者的急性期和维持期治疗。在首次注射前应该口服利培酮试验患者是否对其药物过敏，确定无过敏者才能进行长效针剂治疗。在第1天、第8天分别三角肌注射150 mg和100 mg后，大约1周内帕利哌酮血药浓度达稳态水平，1个月后剂量范围25~150 mg，三角肌/臀肌注射，每月1次。根据疗效与不良反应调整剂量。

④常见不良反应及安全性：最常见的不良反应是注射部位反应、嗜睡/镇静、头晕、静坐不能和锥体外系症状。

⑤药物相互作用：鉴于帕利哌酮主要作用于中枢神经系统，在与其他中枢作用药物和酒精联合使用时应谨慎。帕利哌酮会拮抗左旋多巴和其他多巴胺激动剂的作用。帕利哌酮不会与细胞色素P450同工酶（CYP）代谢的药物产生临床上重大药代动力学相互作用，同时帕利哌酮也不具有酶诱导特性。

3）奥氮平长效注射剂（olanzapine pamoate injection）：长效奥氮平双羟萘酸盐（商品名：ZYPREXA RELPREVV）是第二代长效非典型抗精神病药奥氮平的长效注射针剂，在给药后长达28 d的时段内浓度逐渐下降，长效奥氮平双羟萘酸盐是一种持续释放血浆的药物制剂。长效奥氮平双羟萘酸盐已经在欧洲、澳大利亚、香港、爱尔兰、新西兰、挪威和美国获得批准上市，但国内尚未上市。

①制剂特点：奥氮平双羟萘酸盐单水合物在注射前即刻与制剂混和，混和后可形成供肌内注射的混悬液。在注射奥氮平

双羟萘酸盐混悬液后，盐缓慢解离。注射后即刻开始吸收，并以缓慢、持久的方式，在至少2~4周的时间内继续吸收，遵循吸收速度限制的药代动力学。除了吸收时间延长的影响之外，给予长效制剂后奥氮平的基本药代动力学特征与口服给药后的特征一致。在给予单次和多次长效制剂奥氮平后，奥氮平的代谢特征与口服给药在性质上完全相同，在定量关系上也相近。

②药代动力学特点：在注射奥氮平双羟萘酸盐混悬液后，遵循吸收速度限制的药代动力学。一般在注射后第1周内达到奥氮平血浆峰浓度，即将开始下次注射前处在谷浓度水平。开始治疗大约3个月后达到长效制剂的稳态浓度。每2周给予1次150~300 mg或每4周给予1次405 mg长效制剂达到的稳态血浆浓度在已知每日口服1次5~20 mg奥氮平达到的稳态奥氮平血浆浓度范围之内。在给予剂量范围（10~450 mg）内，观察到C_{max}和AUC发生按比例的增加。如未给予负荷剂量，在首个注射间隔期间的奥氮平血浆浓度可能低于由相应的口服剂量维持的血浆浓度。

③治疗适应证及适用人群：长效奥氮平双羟萘酸盐被批准用于精神分裂症患者的治疗。其疗效与已确立的奥氮平口服给药急性或维持治疗成人精神分裂症的疗效相符。对于从未使用过奥氮平口服片的患者，建议给予长效奥氮平双羟萘酸盐制剂治疗前首先应使用奥氮平口服片确定患者的耐受性。

④用法与用量：对于较为体弱、易发生低血压反应、或者具有其他可能导致奥氮平代谢减慢的因素（例如年龄≥65岁的非吸烟女性患者）、或者可能在药效学上对奥氮平较为敏感的患者，建议长效奥氮平双羟萘酸盐制剂的初始剂量为150 mg/4周。最常见的不良反应（≥5%）：头痛、迟滞、体重增加、咳嗽、腹泻、背痛、恶心、嗜睡、口干、鼻咽炎、食欲增加和呕吐。这些不良反应与奥氮平片剂一致，一般对症处理后可缓解。长

效注射剂特殊的不良反应：在长效奥氮平双羟萘酸盐临床试验中，与注射部位有关的不良事件的发生率大约为 8%。

⑤疗效及安全性：一项长效针剂与口服药物为期两年长期疗效对比的临床实验中，长效针剂组（n = 264）使用 405 mg/4 周与口服奥氮平 10 mg/d（n = 260）的开放治疗试验。结果提示口服剂型和长效针剂的疗效差异无统计学意义，除注射部位不良反应外，其余常见不良反应口服制剂和长效针剂差异无统计学意义。临床研究提示患者可以从口服奥氮平直接转换成注射长效针剂，而无需另外补充口服制剂，并且起始合适剂量的长效针剂的复发风险低。

4）阿立哌唑长效注射剂（aripiprazole，Abilify Maintena）：阿立哌唑长效注射剂（商品名：安律凡/Abilify Maintena）已经在美国和欧洲被批准使用（美国，2012 年；欧洲，2013 年），但目前国内尚未上市。阿立哌唑以水合物多晶型被使用在其长效注射剂中。阿立哌唑注射剂与口服剂型具有相同的有效性和耐受性，并有效地提高了患者使用的依从性，减少复发。

①适应证和使用方法：治疗精神分裂症。对于从未服用或注射阿立哌唑的患者，需要在阿立哌唑肌内注射首次治疗之前口服阿立哌唑来建立耐药性。建议阿立哌唑注射剂的初始和维持剂量为每月 400 mg（前一次注射之后 26 d 之内不得再次注射）。在首次注射阿立哌唑注射剂之后，连续 14 d 口服阿立哌唑或其他口服抗精神病药来维持初次治疗期间抗精神病药物的有效浓度。如果 400 mg 的剂量会产生不良反应，则考虑将剂量减少到每月 300 mg。

②药代动力学特点：单次肌内注射后，阿立哌唑的血药浓度逐渐上升，平均 5~7 d 达到最高血药浓度 Tmax。每 4 周注射 300 mg 或 400 mg 的阿立哌唑长效注射剂，其平均终末消除半衰期分别为 29.9 d 和 46.5 d，并在第 4 次肌内注射后进入稳态浓度。每 4 周肌内注射 300 mg 和 400 mg 阿立哌唑长效注射剂后观

察到，阿立哌唑和脱氢阿立哌唑浓度以及 AUC 参数均近似剂量成比例增加。阿立哌唑主要通过肝脏酶代谢消除，参与代谢的两个 P450 同工酶分别为 CYP2D6 和 CYP3A4。阿立哌唑不是CYP1A1、CYP1A2、CYP2A6、CYP2B6、CYP2C8、CYP2C9、CYP2C19 或 CYP2E1 酶的作用底物，也不进行直接的葡萄糖醛酸化。

③药物相互作用和安全性：阿立哌唑长效注射剂与其口服剂型具有类似的安全性特点。其 EPS，对泌乳素、体重的不良影响小于其他抗精神病药物。

强 CYP3A4 抑制剂与阿立哌唑长效注射剂同时使用时应考虑降低剂量。丙戊酸、锂剂、右美沙芬、华法林、奥美拉唑、西肽普兰、文拉法辛等与阿立哌唑长效注射剂同时使用时不需进行剂量调整。考虑到阿立哌唑肌内注射剂具有长效释放的特点，短期内联用强效 CYP3A4 抑制剂如酮康唑以及强效 CYP2D6抑制剂如奎尼丁，不需要调整阿立哌唑肌内注射剂剂量；长期使用（即 14 d 以上）阿立哌唑肌内注射剂和奎尼丁或其他强效CYP2D6 抑制剂，建议减少阿立哌唑肌内注射的剂量。无需根据性别、种族、吸烟状态、肝肾损害等调整阿立哌唑长效针剂剂量。对于 CYP2D6 弱代谢者，建议降低阿立哌唑长效针剂在弱代谢者中的用量。

④疗效：有关阿立哌唑长效针剂在精神分裂症患者中疗效的确立部分数据来自于阿立哌唑口服制剂的药效学试验数据。一项随机停药、双盲、安慰剂对照试验也证实了阿立哌唑长效针剂对精神分裂症的症状控制的维持作用，口服阿立哌唑稳定期（目标剂量为 10~30 mg/d）的 710 例患者进入这一阶段，平均年龄为 40 岁，60%患者为男性。最低 12 周非对照单盲阿立哌唑长效针剂稳定期（每 4 周肌内注射 400 mg 阿立哌唑长效针剂，同时在前 2 周联合口服阿立哌唑（10~20 mg/d）。总共有576 例患者进入到这一阶段。在进入下一阶段前患者需连续 12

周保持稳定状态。双盲、安慰剂对照随机停药阶段观察受试者的复发情况。总共有 403 例患者按照 2∶1 的比例随机到与稳定期结束时相同剂量阿立哌唑长效针剂（每 4 周肌内注射 400 mg 或 300 mg）或安慰剂。结果显示与安慰剂组比较，随机分配至阿立哌唑长效针剂组的患者复发时间显著延长，差异有统计学意义。最终分析证实，较安慰剂组患者相比，治疗组患者具有显著较长的复发前稳定时间，差异有统计学意义（log-rank 检验，$P <0.0001$）。

⑤依从性和接受度：除了具有显著疗效和良好的安全性，患者对阿立哌唑长效针剂还具有良好的依从性。通过药物态度量表检测发现患者对阿立哌唑长效针剂具有较高的接受度。用药依从问卷显示，个人和社会功能量表显示阿立哌唑治疗组受试者功能与基线相比未发生改变，但在安慰剂组患者中显著下降。

表 5-2 治疗精神分裂症患者长效注射抗精神病药物的推荐用药

长效抗精神病药物	循证级别[a]	推荐等级[b]
第一代抗精神病药物	A	1
利培酮	A	1
帕利哌酮	A	1
奥氮平	（A）/B	（2）/3[c]

注：[a]循证级别：循证级别 A＝来自对照试验的充分循环依据；B＝证据较充分，循环依据低于 A 级或由 A 级外推得出的结论；[b]安全等级 ＝ 推荐等级来自安全性、耐受性及可能的相互作用等方面的相关证据；[c]最近已推出的双羟萘酸奥氮平，可能与注射后谵妄镇静综合征相关。另外，目前尚不能确定双羟萘酸奥氮平与其他长效抗精神病药物的疗效比较。正是由于这个原因，目前尚不能将其归入最高证据等级

表5-3 长效抗精神病药物在长期治疗中的推荐剂量

抗精神病药物	DI（剂量范围，周）	首发患者（mg）	多次发作患者（mg）
第二代抗精神病药			
利培酮微球	2	25	25~50
棕榈酸帕利哌酮	4	25~75	25~150
双羟萘酸奥氮平	2~4	150~210/2周	150~210/2周
		300~405/4周	300~405/4周
第一代抗精神病药物			
癸酸氟哌噻吨	2~3	20~40	20~100
癸酸氟奋乃静	2~4	6.25~37.5	12.5~50
癸酸氟哌啶醇	4	50~100	100~200
癸酸奋乃静	2~4	12~100	50~200
癸酸珠率噻吨	2~4	100~200	200~400

（三）药物治疗的受益和风险

自20世纪50年代初期第一个抗精神病药物氯丙嗪治疗精神分裂症获效以来，已开发众多品种的药物。将近50年的大量临床应用经验及众多的临床研究，包括随机双盲对照研究、多中心大样本开放研究，以及特殊病例的个案报告均表明各种上市的抗精神病药物对于精神分裂症阳性症状、激越兴奋症状疗效确切，约有60%接受治疗的患者症状可得到满意控制。长期随访研究的结果提示，抗精神病药物维持治疗可降低精神分裂症的复发率及再住院率。不少临床研究显示第二代抗精神病药物对精神分裂症多维症状具有广谱疗效；且较少发生第一代抗精神病药物常见的EPS和催乳素水平升高，提高了患者的依从性，促使患者回归社会。目前这两类抗精神病药物均主要用于治疗精神分裂症各种亚型和其他精神病性障碍。但是在抗精神病药物治疗过程中出现的多种不良反应，会影响患者的生活质量或治疗依从性（参见第六章"七、抗精神病药物的不良反应与防治"）。

二、心理治疗

（一）精神分裂症心理治疗的意义

药物治疗是精神分裂症的主要治疗方法，但是越来越多的人认识到精神分裂症患者心理演变过程的重要性，包括其对疾病发作、病程的影响以及精神分裂症的诊断对患者的身心、社会功能和生存的影响等。基于上述因素，心理治疗在精神分裂症的全程治疗中显示出了它的必要性和重要性。有效的心理治疗可以提高精神分裂症患者对药物治疗的依从性、降低复发率和再住院率、减轻精神症状带来的痛苦、改善患者的社会功能和生活质量、为患者家属或照料者提供必要的支持。因此，精神分裂症的优化治疗应将药物治疗与心理治疗进行有机地整合，以达到改善临床症状，提高社会功能和生活质量的治疗目的。

（二）精神分裂症不同病期的心理治疗

精神分裂症的临床症状复杂多样，个体之间症状差异较大，即使是同一患者在不同阶段或病期中也可能表现出不同的症状。而随着疾病的发展，精神分裂症患者的心理需求也随之变化。因此，应根据精神分裂症的不同病期、主要临床症状以及患者和家属的需求选择合适的心理治疗方法。

1. 急性期　人们普遍认为在精神分裂症急性期对患者进行心理治疗难以实施，且可能不会有效，因为此时患者的思维和行为常常处于高度混乱的状态。然而，需要重点说明的是：第一，虽然在急性期提供结构化的心理治疗可能不是最佳选择，但那些促进患者对医生的信任和主动参与的心理治疗可能有利于随后的药物治疗和疾病的康复。第二，就家庭参与心理治疗而言，急性期可能是一个关键时期。在急性期，家庭成员的反馈以及对他们的基本的心理健康教育和支持可能会极大地影响他们之后照料患者、参与家庭心理治疗的兴趣和意愿。

2. 巩固期 巩固期的患者的精神症状基本消失或大部分缓解，自知力正逐步恢复，接触较好，能进行有效交流和学习。这个时期患者的心理需求明显增多，他们需要全面了解自己的疾病、认识自己的精神症状，了解疾病的治疗和预后等。此时，如给予患者有效的个体化心理治疗将会有助于巩固疗效、减少疾病复发。有证据表明：认知行为治疗对减少精神病性症状是很有价值的。如果条件允许，在这个阶段给予针对阳性症状的心理治疗，可能减少疾病的慢性化，避免成为难治性精神分裂症。此外，对伴发的情绪、行为障碍以及神经症性症状的心理治疗，也可能会很大程度上减轻患者的痛苦。同时，结构化的活动安排和同伴支持在改善社会退缩和行为冷漠方面也是很重要的。

3. 稳定期 在稳定期，随着关注的重心慢慢转移到功能恢复和预防复发，许多心理治疗开始与这个目标相关，包括针对物质滥用和减少残留症状与伴发症状的心理治疗，以及与就业、教育、社会活动（如就业支持、社交和日常生活技能培训和认知缺陷的补偿性干预）有关的心理治疗。对于患者来说，教育和认知行为治疗对减少压力和预防复发是非常有益的，同样的问题也可与家庭成员一起解决。值得注意的是，心理治疗应根据患者个人需求和能力、患者当前情况进行调整，遵循个体化的原则，而不是想当然地认为"千篇一律"。

（三）精神分裂症心理治疗的常用方法

1. 支持性心理治疗　支持性心理治疗是临床上应用较广的心理治疗方法，适用于精神分裂症的各个病期。较正式的支持性心理治疗在治疗频率和规律方面都是可以灵活变通的，同时通过治疗师提供建议、支持和保证，以达到帮助患者适应当前状况的目的。显然，支持性心理治疗与其他的心理治疗方法存在着重叠的部分，被称为"非特异性因素"。而这些因素是建立医患联盟所必需的，并且是任何心理治疗成功的前提条件。

（1）基本特点：支持性心理治疗以医患关系为中心，治疗的内容主要取决于患者具体的问题。该治疗方法是非指导性的，强调移情、倾听和非占有性热诚（non-possessive warmth）。非占有性热诚是指积极地接纳他人，往往通过放松的、开放式的身体语言、适当的语气和面部表情表达出来。

（2）临床评价：有证据表明与标准治疗和其他心理治疗，尤其是认知行为心理治疗（cognitive behavioral therapy，CBT）相比，支持性心理治疗不能显著地改善精神分裂症的治疗结果。然而，需要注意的是，在这些研究中，支持性心理治疗均作为其他目标心理治疗方法的对照治疗，而不是将该治疗当作主要方治疗法进行观察。目前不常规推荐支持性心理治疗作为精神分裂症的一种特定的心理治疗。尽管如此，仍需要考虑患者对治疗的偏好以及当时是否能够提供其他更为有效的心理治疗（例如 CBT、家庭治疗）。

2. CBT　CBT 是基于思维、感觉和行为之间存在联系而发展的一种心理治疗方法。与其他心理治疗方法一样，CBT 取决于医患联盟的有效建立。总体而言，CBT 的治疗目标是帮助患病个体正常化，并使之了解自身的精神病症状，从而减少相关痛苦及其对功能的影响。

（1）基本特征：CBT 是根据患者当前或既往的症状和/或功

能，在他们的思维方式、感觉和行为之间建立联系，同时重新评估他们对目标症状的感知、信念或推理。此外，CBT 的后续干预应包括以下内容：根据患者症状或症状的复发情况，监测他（她）们的自动思维、感觉或者行为；推广应对目标症状的替代方法，减少痛苦，改善功能。

（2）基本技术：在 CBT 中，常用的认知技术包括：①认识自动思维：自动思维即在激发事件与消极情感反应之间存在着的自发的一些思想活动；②列举认知歪曲：患者的情绪或行为障碍与认知歪曲或错误密切相关，受其影响。向患者列举出认知歪曲，可以帮助患者提高认知水平和矫正错误认知；③改变极端的信念或原则：即用现实的或理性的信念或原则替代极端或错误的信念原则；④检验假设：认识并矫正认知歪曲/错误的一个方法是检验支持与不支持某种错误假设的证据；⑤积极的自我对话：此技术实施方法有二种，一种是要患者坚持每天回顾并发现自己的优点或长处并记录，另一种方法是要患者针对自己的消极思想，提出积极的想法；⑥三栏笔记法：让患者在笔记上面画二条竖线分出三栏，左边一栏记录自动思维，中间一栏记录对自动思维的分析（认识歪曲），右边一栏记录理智的思维或对情况重新分析回答。三栏笔记法常作为患者的家庭作业。常用的行为技术包括：①等级任务安排：应用化整为零的策略，让患者循序渐进，逐步完成若干力所能及的小任务，最后实现完成大任务的目的；②日常活动计划：治疗者与患者协商合作，安排一些患者能完成的活动，每天每小时都有计划和任务，活动的难度和要求随患者的能力和心情改善而提高；③掌握和愉快评估技术：此技术常与日常活动计划结合应用，让患者填写日常活动记录，在记录旁加上两栏评定，一栏为掌握或困难程度评分，另一栏为愉快程度评分。通过评定，多数患者可以发现自己的兴趣和成功方面以及愉快而有趣的活动，同时还可起到检验认知歪曲的作用；④教练技术：即治疗者为患者提供指导，反馈和阳性强化，帮助患者分析问题，发现问题，当他有困难时给予鼓励，有进步时给予强化；⑤其他：包括指导发现问题、自我提问法、利弊分析法、改变期望水平、自信心训练、脱敏、示范、角色扮演等技术。

（3）治疗流程：CBT 的一般疗程为 8 ~ 20 次，每次 45 ~ 60 min，包括常规治疗与巩固治疗。具体的治疗流程见图 5-1。

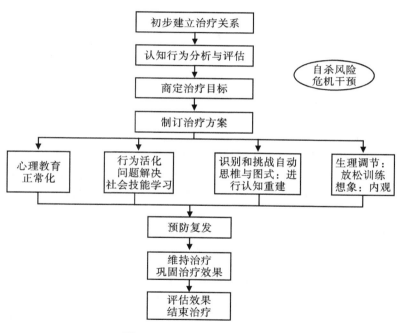

图 5-1　认知行为治疗的流程

（4）临床评价：近年来，不少研究对 CBT 治疗精神分裂症的疗效进行了观察，包括减少精神症状（阳性、阴性和一般症状），减少复发，改善社会功能和自知力。研究者除了关注 CBT 能减轻精神病症状之外，对其改善情绪和行为方面也产生了极大的兴趣。许多研究证据一致表明，与标准治疗相比，CBT 能够有效降低再住院率至治疗结束后的 18 个月；另外，有力证据表明住院治疗时间也可平均减少 8.26 d。回顾性研究一致发现 CBT 在治疗结束和 12 个月随访时，均能有效降低症状的严重程度。尽管改善阳性症状的证据比较有限，但最近的一篇综述报道 CBT 在改善阳性症状、减轻抑郁症状方面也具有明确的轻至中等的疗效。此外，在减轻症状方面优于其他心理治疗。值得注意的是，有研究发现与常规治疗和其他心理治疗相比较，部分证据表明 CBT 改善社会功能时间长达 12 个月。虽然没有针对小组 CBT 和个体 CBT 进行直接比较的随机对照试验，但间接比较结果提示仅后者对再次入院治疗、症状严重程度和抑郁症状具有明显疗效。目前推荐在精神分裂症的急性期以及后续阶段（包括住院期间）都可以启动 CBT。并且要求以一对一的方式提供 CBT，治疗次数至少 16 次。

3. 认知矫正治疗　精神分裂症患者存在记忆、注意、执行功能等认知功能损害。认知损害与工作、社会关系和独立生活等领域的功能有密切关系。认知矫正治疗的主要理论基础是改善认知功能。认知矫正治疗的干预方式多种多样，包括反复训练与实践，教授能改善认知的策略，建议可减少持续损害的补偿性策略以及小组讨论等。

（1）基本特征：认知矫正治疗是一种特别关注基础认知进程（例如注意力、工作记忆或执行功能等）的心理治疗手段，且具体治疗目的是改善特定的认知功能或其他功能（如日常生活、社会或者职业技能等）。

（2）临床评价：关于单纯认知矫正治疗是否能有效改善精神分裂症的关键效果（包括复发率、再次住院治疗、精神症状和生活质量等），尚无一致的研究证据。此外，即使看到了治疗效果，研究证据仍然难以解释，原因是许多研究报告没有显著性发现，无法为荟萃分析提供适当的数据。因此，治疗效果有可能被过高估计。显然，大样本的随机对照研究以及长期的随访研究探讨认知矫正治疗的临床和成本效益是必要的。

4. 家庭治疗 有研究发现家庭内部的情感表达是精神分裂症发病和复发的有效预测因子。因此，家庭治疗成为精神分裂症治疗的一个重要环节。精神分裂症的家庭治疗源自行为和系统的理念，并与精神分裂症患者家庭的需求相结合。家庭治疗的目标在于帮助家庭更有效应对患者的问题，为家庭提供支持和教育，减少痛苦水平，改善家庭沟通问题和处理问题的方式，并尽可能预防复发。

（1）基本特征：家庭治疗具备特有的支持、教育或治疗功能，且干预内容至少包括解决问题/危机管理或对家庭成员的治疗。家庭治疗的对象应包括与精神分裂症患者共同居住或有密切关系的家庭成员。家庭治疗以结构化方式在患者家庭中实施，并尽可能让患者参与。通常情况下，家庭治疗非常复杂且耗时较长（往往超过 10 个治疗期）。此外，应考虑整个家庭的喜好，选择单一家庭治疗或多个家庭集体治疗。

（2）临床评价：回顾性研究表明家庭治疗的临床疗效证据明确且比较一致，与常规治疗或其他任何对照治疗比较，在治疗结束时患者的复发风险有所降低。此外，家庭治疗还可使治疗期间的住院治疗减少，并且在治疗期间和治疗后 24 个月均能观察到症状的严重程度有所减轻。家庭治疗还可能改善其他的关键问题，例如社交功能和患者对疾病的认知等，但相关的证据非常有限，且证据来自于一些个案的研究报道。就总体症状而言，对治疗方式的直接比较，未能提供有力证据支持单一家庭治疗优于多个家庭集体治疗。但从提前退出研究的人数来看，单一家庭治疗仍被视为更容易为患者和照料者所接受。家庭治疗的开始时间可以在急性期或者之后，包括住院期间和恢复期。

5. 社交技能训练 社交技能训练是应用行为理论和方法来治疗精神分裂症的一种早期心理治疗方法。社交技能训练的治疗目的是帮助精神分裂症患者重新获得社交技能和自信，提高应对社会情境的能力，减轻社交痛苦，改善其生活质量，并有助于减少症状和预防复发。

（1）基本特征：社交技能训练是一种结构化的心理治疗。该治疗方法干预的内容主要包括基于行为的一系列社交和人际关系技巧的评估，同时强调语言和非语言沟通，个体感知和处理相关社交提示的能力以及提供适当的社会强化。社交技能训练首先针对个体的社交技能进行详细的评估和行为分析，随后采用正向强化、目标设定、建立模型和塑型等进行个体和/或群体干预。一开始的治疗目标是较小的社交任务（例如对非言语社交提示的反应），逐渐形成新的行为进而建立更为复杂的社交技能，例如进行有意义的交谈。在这里需要强调完成家庭作业的形式，帮助患者将新学习的行为应用到治疗环境以外的情境中。

（2）临床评价：最近的一项荟萃分析提示社交技能训练可显著减少阴性症状。尽管如此，社交技能训练对于阴性症状的有效性证据有限。目前不推荐作为常规治疗方法，但对于那些社交有困难或有压力或是有社交焦虑的患者应该提供社交技能训练。

6. 心理健康教育　心理健康教育是指为精神分裂症患者提供信息和教育，具体涉及疾病诊断、治疗、相应资源、预后、常见应对策略和权利。

（1）基本特征：心理健康教育涉及患者和信息提供者或照料者之间互动的所有过程，其主要目的是向其提供疾病相关信息以及支持和管理策略。教育策略需要做到个体化，以满足患者或照料者的需求。通常情况下，心理健康教育采用群体方式提供信息，且需要持续提供信息。由于所涉及的内容和信息存在个体差异，提供信息的方式也多种多样。因此，心理健康教育可作为一种独立的治疗方法与家庭干预同时进行，尤其是在家庭成员或照料者也被纳入到上述两种心理干预时。

（2）临床评价：荟萃分析和系统综述提示心理健康教育对传递疾病知识是有效的，且只有在配合动机强化疗法和特定的行为疗法如提醒、激励和自我监测下，才能够提高依从性。尽管如此，对于心理健康教育是否对精神分裂症的关键问题有效，尚无确切证据。

7. 艺术治疗　艺术治疗是将心理治疗技术与文艺活动（如绘画、音乐、戏剧、舞蹈）相结合，以促进患者的创造性表达（creative expression）。最常见的艺术治疗主要包括音乐治疗和绘画治疗。

（1）基本特征：在艺术治疗中，创作过程可促进患者在特定治疗体系中的自我表达，审美形态（aesthetic form）则反映了患者的体验并赋予其一定的意义。而艺术媒介（artistic medium）成为口头对话与以领悟为基础的心理发展之间的桥梁，让患者体验不同的自己，建立新的与人交流的方式。

（2）临床评价：临床研究证据一致表明，无论采用何种形式（绘画、音乐）的艺术治疗均能有效减少阴性症状。因此，条件允许的情况下可以考虑将艺术治疗作为促进康复的辅助手段，并且在急性期或住院期间即可以开始进行艺术治疗。

三、改良电抽搐疗法
（modified electroconvulsive therapy，MECT）

改良电抽搐疗法适应证如下。

1. 严重抑郁，有强烈自伤、自杀行为或明显自责自罪者；

2. 极度兴奋躁动、冲动伤人者（精神分裂症、双相障碍）；

3. 拒食、违拗和紧张性木僵者（精神分裂症）；

4. 抗精神病药物治疗无效或对治疗药物不能耐受者（精神

分裂症）。

　　在最新版本的 WFSBP 和 APA 指南中，MECT 仅推荐用于难治性的精神分裂症。且研究证据有限。也可以与抗精神病药物联合使用。最新发表的 Meta 分析提示 MECT 对精神分裂症的总体症状是有效的，不管是否合并抗精神病药物。单独治疗的研究较少且证据不足。另外有小样本慢性精神分裂症患者的研究发现长期维持 MECT 合并抗精神病药物治疗与单独药物治疗相比益处更大。

四、重复经颅磁刺激治疗
（repetitive transcranial magnetic stimulation，rTMS）

　　重复经颅磁刺激治疗的适应证：

　　目前在中国尚没有治疗精神分裂症的适应证。国外的最新研究提示，rTMS 对难治性精神分裂症（持续幻听和持续的阴性症状）有一定疗效。10 个双盲研究显示，左颞叶低频（1 Hz）rTMS 治疗对药物无效的幻听有明显的优势。高频率（10 Hz）rTMS 作用在脊背部前额叶可以改善精神分裂症的阴性症状，但证据有限。

第6章 精神分裂症的药物治疗程序

黄继忠　上海精神卫生中心
王传跃　首都医科大学附属北京安定医院
司天梅　北京大学第六医院　北京精神卫生研究所
陆　峥　上海精神卫生中心
吴仁容　赵靖平　中南大学湘雅二医院

一、急性期治疗

　　精神分裂症急性期治疗的目标和方法应根据疾病严重程度和不同临床表现而有所变化，其中药物治疗是急性期最为重要的治疗手段，临床医师必须面对药物治疗问题并及时做出符合患者治疗需求的考虑和决定，急性期治疗是否恰当关系到患者今后长期治疗能否顺利进行，在治疗开始即能选择一种或一组合适的抗精神病药并保持合理的治疗剂量是决策关键，这种选择的关键点是找到抗精神病药物和剂量在疗效和与不良反应之间的最佳平衡点。在以针对患者个体化特点的临床评估完成后，应围绕急性期治疗目标，根据当前所掌握的临床治疗学原理做出具体的符合个体化需求的抗精神病药物治疗方案的整体考虑和分析。

　　药物治疗方案决定前评估内容应包括：①全面评估针对患者靶症状治疗的潜在原因和相关条件，包括全面体格检查、精神病学检查（精神症状群特点）、环境因素或社会心理问题；②患者的一般医疗条件和医学资源；③评估疾病相关家族史，特别是代谢障碍和心血管疾病风险；④患者以往治疗用药过程和结果（药物剂量及使用时间、疗效、不良反应和依从性）。

　　药物治疗方案的形成应具备以下临床治疗学要素：①选择

适合个体化的治疗药物、确定起始剂量和目标剂量、治疗剂量优化和完成时间；②临床疗效（起效、有效和临床治愈）和不良反应的判断和所需等待时间；③根据临床治疗目标决定抗精神病药单药或联合用药的决策、转换另一种抗精神病药物治疗或抗精神病药物联合治疗或增效治疗的决策和时间；④急性期治疗药物是否具备长期有效维持治疗、预防复发和尽可能减少不良反应的序贯优势，是否有利于患者治疗结局改善和功能恢复的最大获益；⑤长期治疗依从性和患者主观接受度，不同药物剂型包括长效制剂使用的考量。

药物治疗期间需要持续监测以下内容：①诊断和治疗决策的重新评估和修正；②评估治疗药物的使用剂量和时间与临床疗效和不良反应相关性；③治疗中自杀或伤害行为的风险评估；④初步判断治疗药物对患者躯体和社会功能的影响，并针对性地评估运动障碍或神经系统症状；定期监测体重、腰围和/或体重指数（BMI）、血压、心率、血糖和血脂水平；⑤急性期治疗与复发风险的相关性分析。

药物治疗过程中，患者在精神症状获得改善前可能会出现各种不良反应，对这些不良反应的认真处理同样十分重要，关系到患者今后对维持治疗的态度和复发风险的控制。如果患者在既定的规范治疗程序执行后仍无效，临床医生应评估并确定患者的治疗药物剂量是否合适，并通过血药浓度监测等手段评价患者的治疗依从性。如果血药浓度合适，可采取下列措施：①等待更长的时间来观察临床疗效；②调整或优化治疗剂量；③增加另一种治疗药物；④开始抗精神病药高剂量治疗。以往研究总结表明，超高剂量抗精神病药物治疗的疗效并不具备比常规治疗剂量优越的特点，故不推荐将高剂量治疗作为首选治疗方法选择。

（一）首发精神分裂症

强调在未进行充分合理的初始评估和持续监测的情况下，不应给患者处方服用抗精神病药。应以抗精神病药物的疗效/有效性和不良反应为主要治疗原则，针对每例首发患者制订符合其个体化条件的系统治疗方案。首发患者通常比慢性复发患者对抗精神病药物的疗效更敏感，同时对治疗相关不良反应也更敏感，首次发作的患者通常应以单一抗精神病药治疗为原则，以治疗药物的标准剂量范围的下限作为起始治疗剂量，初步设定目标治疗剂量，治疗药物剂型应尽可能优先采用口服用药方式，如果无法顺利采用口服用药途径，再考虑使用非口服用药方式如肌内注射用药，这样可以减少患者因抗精神病药所致恶性综合征、心肌损害等严重并发症的发生风险，如果采用非口服用药方式给药时，使用的时间应尽可能缩短，目前新型非典型抗精神病药注射制剂如齐拉西酮肌内注射都限于3 d内，这是根据循证研究证据结果做出的治疗建议，然后及时将口服制剂序贯使用，如果患者因再度兴奋激越或其他原因无法满足口服用药条件，可再度使用齐拉西酮注射1~3 d，这种方法已经在国内外临床实践中得到成功使用的经验。因此，对第一代抗精神病药速效注射制剂如氟哌啶醇也应尽可能遵循尽可能短期使用的原则，而非以往所称连续使用2周的建议（并无循证研究支持）以确保更高的治疗安全性。

首发患者药物治疗中需要特别谨慎地权衡治疗药物所产生的可能获益及不良反应，包括代谢相关疾病（体重增加及糖尿病）、锥体外系症状、心血管症状（包括QT间期延长）、内分泌症状（包括泌乳素水平升高）等，治疗中不应突然停用某种抗精神病药物，否则患者会因精神病性症状的反跳而被误认为是病情复发。一旦临床症状得到有效缓解后，应考虑到潜在的临床医疗、社会和职业成本，将复发风险最小化提到优先考虑的地位。临床医生应重视治疗联盟的建立，鼓励患者参与讨论使用抗精神病药物巩固和维持治疗的必要性、长期治疗的潜在风险与复发风险比较（例如复发对患者社会和职业功能的重大影响、复发后危险行为所致严重影响、复发导致慢性难治性或治疗抵抗的风险）。

第一代抗精神病药物（FGAs）和第二代抗精神病药物（SGAs）均对首发精神分裂症患者急性期治疗有明确的疗效，但首发患者存在神经系统不良反应易感性，在决定采用 FGAs 治疗前需要充分考虑到这一点，应避免高剂量使用 FGAs，同时 FGAs 治疗的靶症状主要局限于阳性症状群，而对其他维度的精神症状群的疗效并不理想，甚至加重精神分裂症阴性症状和认知损害。近年来，阿立哌唑、氨磺必利、奥氮平、喹硫平、帕利哌酮、利培酮和齐拉西酮等 SGAs 已经作为首发患者的一线用药选择，具体选择何种抗精神病药作为首选治疗用药，应根据上述个体化评估结果和临床治疗学原理做出抉择。鉴于治疗中安全性和严重不良反应等因素，原则上不推荐氯氮平作为首发精神分裂症患者的一线治疗选择。

（二）精神分裂症急性复发与恶化

与首发患者的不同之处是应重点对患者以往治疗方案进行详细、认真的回顾和评价，包括治疗药物选择、不同治疗阶段的药物剂量、持续治疗时间和以往疗效评价、治疗依从性、中断治疗原因、治疗相关不良反应、患者躯体健康状况、物质滥用等共病问题、药物经济学及社会支持系统影响因素等，然后根据患者目前主要临床症状特点和上述急性期治疗决策原则，重新做好新的全面治疗计划或方案。此类患者在药物疗效和不良反应方面相对敏感性较低，在起始治疗剂量、目标治疗剂量、完成剂量滴定时间、联合药物治疗选择及不同治疗药物剂型选择等治疗学策略方面均可采取相对积极的方法，以便尽快控制或缓解临床症状和行为问题，对以往连续使用至少 2 种以上足剂量、不同类别的抗精神病药物，而治疗疗效不明确的精神分裂症患者才考虑使用氯氮平为主的治疗方案。

急性期除了药物治疗外，心理社会问题必须给予重视，心理社会干预应与药物治疗相结合，并及时应用于精神分裂症病程的特定阶段，促使其社会功能能迅速而有效地恢复。临床医生、患者和家庭成员之间合作和信任的关系也是精神分裂症得到有效缓解的基础。

（三）急性期不同临床症状群为主的患者的药物及躯体治疗程序

1. 以幻觉、妄想等精神病性症状为主要临床相患者的处理（图 6-1）

（1）不合作患者

1）第一步治疗：选择典型抗精神病药物氟哌啶醇短效针剂肌内注射治疗或氯丙嗪短效针剂或与等量异丙嗪混合注射（药物剂量参见第 5 章），疗程 3~7 d，对于伴有严重兴奋躁动的患者，应在必要的心肺安全监护条件下采用氯丙嗪、异丙嗪等量溶于生理盐水中，缓慢静脉注射或静脉滴注。近年来，新型非典型抗精神病药如齐拉西酮短效针剂肌内注射（20~40 mg/d），可连续肌内注射 3 d，然后转为口服用药（齐拉西酮或其他新型抗精神病药），此类方法已经越来越多地应用于临床实践，并获得明确的疗效和安全性，必要时可同时肌内注射苯二氮䓬类如劳拉西泮和氯硝西泮，有助于兴奋激越更快得到控制。

也可以给予口服非典型抗精神病药如利培酮、帕利哌酮、奥氮平、喹硫平、齐拉西酮、阿立哌唑或氨磺必利，特别是口服液或口崩片等用药方式比较适合不合作的患者。同时合并注射苯二氮䓬类如劳拉西泮、氯硝西泮或地西泮等。口服抗精神病药通常根据药物效价特点从小剂量开始尽快滴定至目标治疗剂量，并继续治疗 7~10 d，再进一步进行疗效和安全性评估，制定完善下一步治疗方案。

部分病情较严重同时符合适应证条件的病例也可选用联合电抽搐治疗，以加快临床症状的有效缓解。

2）第二步治疗：如果以上治疗措施获得有效后，可给予口服典型或非典型抗精神病药物继续治疗，确保患者对急性期有

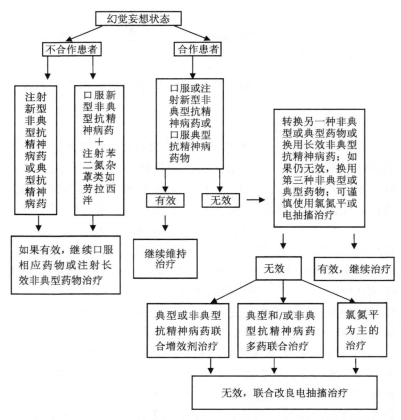

图 6-1　以幻觉、妄想等精神病性症状为主要临床相患者的处理流程

效治疗的依从性，其药物治疗过程与合作患者的处理路径相同。

（2）合作患者

1）第一步治疗：优先采用口服一种非典型抗精神病药如利培酮、帕利哌酮、奥氮平、喹硫平、齐拉西酮、阿立哌唑和氨磺必利，其次可考虑使用一种典型抗精神病药如氯丙嗪、氟哌啶醇、奋乃静或舒必利治疗。治疗应从小剂量起始，根据药物效价特点在3~14d内逐渐滴定至目标治疗剂量。因抗精神病药加药速度过快易出现多种不良反应，应向患者及家属告知可能出现的相关不良反应、如何预防发生以及如何在家庭中处理或及时至医院寻求帮助等，以取得患者及家属的理解和配合。治疗药物达到目标治疗剂量后，应持续治疗观察6~8周，并定期评定疗效和安全性，根据疗效和不良反应对目标治疗剂量进行适当调整，完善个体化治疗方案。获得"有效"后应继续上述治疗。

如治疗无效，可选择换用另一种非典型药物或另一种典型药物，或者换用长效非典型抗精神病药制剂，也可谨慎使用氯氮平或者联合电抽搐治疗。获得"有效"后应继续上述有效药物治疗。

2）第二步治疗：第一步治疗确认"无效"后，可考虑采用抗精神病药联合治疗或增效治疗，如一种非典型药物合并一种典型药物或另一种非典型药物，或合并长效抗精神病药如帕利哌酮长效针剂、利培酮长效针剂或典型药物如哌普噻嗪棕榈酸酯、氟奋乃静癸酸酯、三氟噻吨癸酸酯或氟哌啶醇癸酸酯；或采用以氯氮平为主的治疗。

3）第三步治疗：如第二步治疗无效，考虑联合电抽搐治疗。根据临床表现，如果符合改良电抽搐治疗适应证，可用在各个治疗步骤，但鉴于改良电抽搐治疗存在耐受性问题，应尽可能避免短期内频繁重复治疗疗程。

2. 以兴奋、激越和暴力行为为主要临床相患者的处理（图 6-2）

（1）第一步治疗：在迅速完成患者躯体情况评估和精神科初步诊断后，应首选典型抗精神病药物如氟哌啶醇或氯丙嗪肌内注射，或选择非典型抗精神病药齐拉西酮肌内注射，可根据患者兴奋激越严重程度考虑同时合用苯二氮䓬类肌内注射如劳拉西泮或氯硝西泮。

或者以口服新型非典型抗精神病药物为主合并注射苯二氮䓬类药物。

获得控制兴奋激越或暴力行为的疗效后，肌内注射抗精神病药应尽快改为口服用药方式，应充分考虑到长期治疗的要求而选择非典型抗精神病药治疗；口服非典型抗精神病药物为主

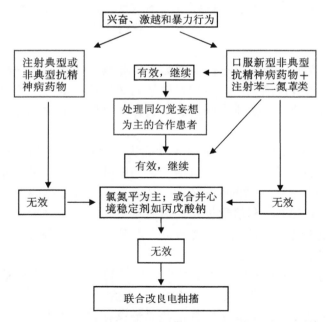

图 6-2　以兴奋、激越和暴力行为为主要临床相患者的处理流程

合并注射苯二氮䓬类获得治疗有效后应继续口服有效的药物治疗，具体路径同幻觉妄想症状为主的合作患者。此类患者应尽量避免首选使用氯氮平。

（2）第二步治疗：如第一步治疗无效，可以根据患者躯体情况换用氯氮平为主的治疗或合并心境稳定剂如丙戊酸钠治疗。

（3）第三步治疗：如第二步治疗仍无效，可考虑联合电抽搐治疗。根据临床表现，如果符合改良电抽搐治疗适应证，可用在各个治疗步骤，但鉴于改良电抽搐治疗存在耐受性问题，应尽可能避免短期内频繁重复治疗疗程。

3. 以紧张症状群或精神运动性抑制为主要临床相患者的处理（图6-3）

（1）在开始治疗前，应明确诊断和排除各种器质性脑病、

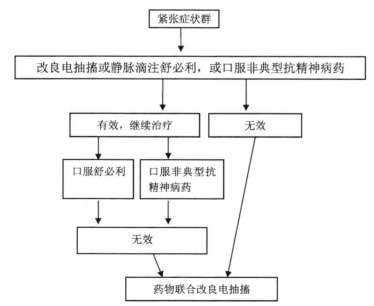

图6-3　以紧张症状群或精神运动性抑制为主要临床相患者的处理流程

精神药物所致恶性综合征或药源性紧张症及心境障碍相关精神运动性抑制症状，然后开始治疗选择：首选电抽搐治疗，或舒必利静脉滴注治疗，起始剂量 50~100 mg/d，3~5 d 内滴定至目标治疗剂量 200~600 mg/d，可持续治疗 1~2 周。治疗有效后，可继续口服舒必利；或转换非典型抗精神病药治疗。治疗路径同幻觉妄想症状为主的合作患者。如能口服，也可使用口服液或口崩片剂型的抗精神病药物。

（2）对于精神运动性抑制患者，应重视躯体营养状况及水、电解质平衡，应及时合并躯体支持治疗。根据临床表现，如果符合改良电抽搐治疗适应证，可用在各个治疗步骤，但鉴于改良电抽搐治疗存在耐受性问题，应尽可能避免短期内频繁重复治疗疗程。

4. 以阴性症状为主要临床相患者的处理（图6-4）

（1）第一步治疗：首选非典型抗精神病药治疗，如氨磺必利、阿立哌唑、利培酮、帕利哌酮、奥氮平、喹硫平和齐拉西酮等，阴性症状为主患者的目标治疗剂量相对较低，根据研究，氨磺必利 200~300 mg/d、阿立哌唑 10~20 mg/d、利培酮 2~4 mg/d、帕利哌酮 3~6 mg/d、奥氮平 5~10 mg/d、喹硫平 100~300 mg/d 和齐拉西酮 40~80 mg/d 的剂量范围更有利于阴性症状的改善；或者谨慎使用小剂量氯氮平 50~100 mg/d。如果无效，可考虑换用另一种新型非典型抗精神病药或以氯氮平治疗。

（2）第二步治疗：如果第一步治疗无效，采用联合治疗如氯氮平和其他非典型抗精神病药物联合用药，可根据患者治疗疗效、耐受性和功能水平，决定以氯氮平为主联合其他非典型抗精神病药，或以一种非典型抗精神病药为主联合低剂量氯氮平治疗。

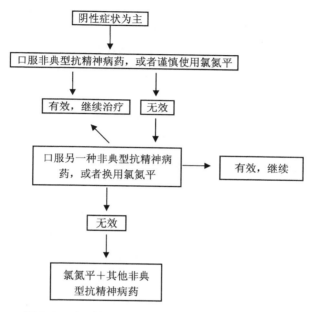

图 6-4 以阴性症状为主要临床相患者的处理流程

5. 以阳性症状为主同时伴抑郁等心境症状为主要临床相患者的处理（图 6-5）

（1）第一步治疗：首选一种非典型抗精神病药物如阿立哌唑、氨磺必利、喹硫平、齐拉西酮、利培酮、帕利哌酮或奥氮平，或典型抗精神病药物如舒必利；或谨慎使用氯氮平；如果优化治疗后抑郁、焦虑仍未有效缓解，可换用另一种新型非典型药物治疗。部分患者特别是伴严重消极行为如自杀或自伤、拒食时，可首选联合电抽搐治疗。

（2）第二步治疗：如果第一步治疗无效时，可在第一步治疗用药基础上，联合抗抑郁药物治疗（SSRIs、SNRIs、NaSSa 或三环类 TCAs），抗抑郁药物的药理作用、适应证、禁忌证和用法见本防治指南相关章节。

（3）第三步治疗：如果第二步治疗仍无效，可考虑联合电抽搐治疗。根据临床表现，如果符合改良电抽搐治疗适应证，可用在各个治疗步骤，但鉴于改良电抽搐治疗存在耐受性问题，应尽可能避免短期内频繁重复治疗疗程。

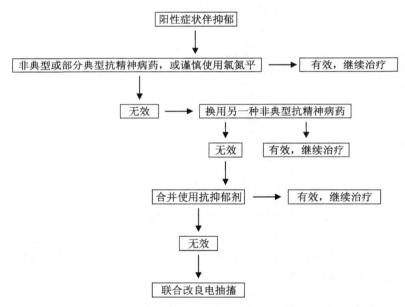

图 6-5　以阳性症状为主同时伴抑郁等心境症状为主要临床相患者的处理流程

6. 以突出的自杀或自伤行为为主要临床相患者的处理（图6-6）

（1）第一步治疗：首选以高效价、剂量滴定迅速、起效相对较快、对心境症状疗效相对更好的非典型抗精神病药物，如奥氮平、阿立哌唑、氨磺必利、齐拉西酮和帕利哌酮等，自杀或自伤行为突出的患者可联合改良电抽搐治疗，有利于自杀或自伤行为的迅速控制。如果有效，在完成合改良电抽搐治疗疗程后，继续使用已选择的非典型抗精神病药物治疗。

（2）第二步治疗：如果第一步治疗确认无效，可在第一步治疗用药基础上，评估自杀或自伤风险与心境症状如抑郁的相关性，如抑郁症状明显，可联合新型抗抑郁药物如 SSRI、SNRI 或米氮平等治疗；如果自杀或自伤风险更多与精神病性症状相关，在安全性监测下，可换用另一种非典型抗精神病药物如氯氮平治疗，因为氯氮平是目前治疗精神分裂症伴自杀或自伤行为患者获得循证研究支持证据最多的治疗选择。

（3）第三步治疗：如果第二步治疗确认无效，可考虑氯氮平联合改良电抽搐治疗。

根据临床表现，如果符合改良电抽搐治疗适应证，可用在各个治疗步骤，虽然电抽搐治疗存在耐受性问题而应尽可能避

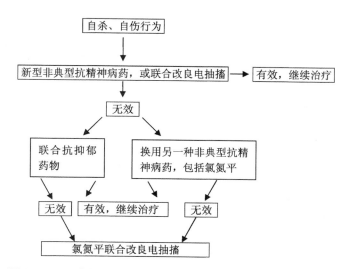

图6-6　以突出的自杀或自伤行为为主要临床相患者的处理流程

免短期内频繁重复治疗疗程，但因自杀或自伤行为严重威胁患者的生命，可根据此类风险或行为严重程度作为优先考虑的治疗选择之一。

二、非自愿住院患者的处理和治疗原则

对明确诊断为精神分裂症并处于急性期的非自愿住院患者，在仔细采集病史和了解充分的临床症状基础上，应由患者法定监护人或其家属提供患者符合非自愿住院所需证据，包括影像、照片或实物等内容，然后根据《中华人民共和国精神卫生法》和国家卫生计生委相关文件规定，分别由接诊医师和患者法定监护人或有效委托人共同完成非自愿住院通知书、非自愿住院知情同意书和患者行为风险评估表的填写，相关书面主要内容见表6-1~6-4。在完成相关法律程序后，患者的急性期药物治疗根据其临床特点制订相应的治疗方案（参见急性期治疗程序）。

表6-1　精神科非自愿住院通知书

本通知书依据《中华人民共和国精神卫生法》和卫生部相关配套文件的有关规定而制定，作为非自愿住院治疗的文件存档。您签署之后，持此通知书，到住院处为患者办理住院手续。如您是患者监护人委托的亲属或其他代理人，请提交监护人的委托书，代办住院手续，待患者监护人到达医院后补充签字。您有任何问题，可咨询您的接诊医师。

由（家属或监护人姓名）_____／_____（身份证号）于____年___月___日送诊的_____（被送诊人姓名）／_____（身份证号）经（接诊医师姓名）_____检查评估符合中华人民共和国精神卫生法第三十条第二款之非自愿住院的标准，即医师的诊断结论、病情评估表明，患者符合严重精神障碍诊断，且存在下列情形之一：

□（一）已经发生伤害自身的行为，或者有伤害自身的危险的。

□（二）已经发生危害他人安全的行为，或者有危害他人安全的危险的。

（待续）

续表 6-1

患者初步诊断：＿＿＿＿＿＿＿＿＿＿＿＿＿＿＿＿＿＿＿＿＿

初步病情评估：

（一）主要症状：

（二）危险行为及危险性描述：

医院建议对其实施非自愿住院治疗，现通知您办理相关手续，并告知以下注意事项：

如果患者符合上述情形之（一）

1. 您可以决定患者是否住院；您不同意患者住院的话，可以选择在家居住治疗，但要做好患者看护管理，有关风险可以咨询医院工作人员。

2. 如果您决定安排患者住院，请仔细阅读《非自愿住院知情同意书》并签字。

3. 患者或监护人、近亲属认为医疗机构侵害患者合法权益的，可以依法提起诉讼。

如果患者符合上述情形之（二）

1. 您应当同意对患者实施住院治疗；如果您不同意患者住院的话，将由患者所在单位、村民委员会或者居民委员签署并且办理入院手续；

2. 如果您或者患者对需要住院治疗的诊断结论有异议，不同意实施住院治疗的，可以要求再次诊断和鉴定；在相关机构出具再次诊断结论、鉴定报告前，我院将继续按照诊疗规范的要求对患者实施住院治疗。

3. 如果您或者患者要求再次诊断的，应当自收到本通知书之日起三日内向我院或者其他具有合法资质的医疗机构提出。

4. 如果您或者患者对再次诊断结论有异议的，可以自主委托依法取得执业资质的鉴定机构进行精神障碍医学鉴定。

5. 再次诊断结论或者医学鉴定报告表明，不能确定就诊人为严重精神障碍患者，或者患者不需要住院治疗的，我院将立刻终止患者的住院治疗。

6. 再次诊断结论或者医学鉴定报告表明，精神障碍患者符合非自愿住院标准的，您应当同意对患者实施住院治疗；如果您阻碍实施住院治疗，医疗机构将依法向公安机关请求协助。

（待续）

患方意见：

上述内容我已知晓并表示理解，我作为患者＿＿＿＿＿的（□监护人，□近亲属，□其他代理决定人），郑重承诺，我向医师所提供的关于患者症状以及伤害/危害行为的信息真实可靠，并且

　　　　　□ 同意患者接受非自愿住院治疗

　　　　　□ 不同意患者接受非自愿住院治疗

患者监护人或近亲属姓名（打印体）＿＿＿＿＿＿

患者监护人或近亲属签名＿＿＿＿＿＿＿＿＿＿＿日期

其他代理决定人姓名（打印体）＿＿＿＿＿＿单位

其他代理决定人签名＿＿＿＿＿＿＿＿＿＿＿日期＿＿＿＿＿

(其他代理人签名的，需要附有监护人的委托书)

医师陈述：

我已经将上述信息向患者以及（□监护人，□近亲属，□其他代理决定人）详细告知。

接诊医师（打印体）＿＿＿＿＿＿＿

接诊医师签名＿＿＿＿＿＿＿＿＿＿＿＿日期＿＿＿＿＿

备注：请持此通知书，到我院住院处登记，在签署《非自愿住院知情同意书》及其他相关文件后，方可办理入院相关手续

附件：监护人委托书（若需要）

表 6-2　精神科非自愿住院知情同意书

患者姓名		性别		年龄		病历号	

尊敬的患者、患者家属：

患者　　　　　　　作为非自愿住院患者入住我院，现向您告知如下信息：

诊断与治疗

已经发生伤害自身的行为，或者有伤害自身的危险的患者与监护人对医师做出的诊断享有知情权，对治疗方案享有选择权和决定权。对患者实施治疗前，医师将尽最大可能取得患者本人的同意。如果患者不同意治疗，而医师认为不予治疗将对患者明显不利时，只有在取得监护人的书面同意后，才会实施治疗。如果监护人与医师在治疗问题上不能达成基本一致的意见，可以选择终止治疗关系。

已经发生危害他人安全的行为，或者有危害他人安全的危险的患者与监护人对医师做出的诊断享有知情权，对治疗方案享有选择权。对患者实施治疗前，医师将尽最大可能取得患者本人或监护人的同意。如果患者或监护人对需要住院治疗的诊断结论有异议，不同意实施住院治疗，可以要求再次诊断和医学鉴定。在相关机构出具再次诊断结论、鉴定报告前，我院将继续按照诊疗规范的要求对患者实施住院治疗。如果再次诊断结论或者医学鉴定报告表明，不能确定就诊者为严重精神障碍患者，或者患者不需要住院治疗的，我院将立刻终止患者的住院治疗。

信息公开

患者及其监护人可以查阅、复制病历资料；但是，患者查阅、复制病历资料可能对其治疗产生不利影响的除外。

患者或者其监护人可以在患者最后一次门诊或者最近一次出院后的 2 年内向医疗机构索要门诊或者住院治疗的书面诊断结论。

患者本人索要书面诊断结论时，必须提交有效身份证明及写明索要的理由的申请书；监护人索要书面复核诊断结论时，必须提交有效身份证明、与患者代理关系的法定证明材料，以及写明索要的理由的申请书。

知情同意

患者及监护人对以下事项具有知情同意权：

（1）患者在诊断、治疗过程中享有的权利。

（待续）

（2）有关患者的病情、诊断、治疗方案和治疗方法、目的以及可能产生的后果和相关费用支出。

（3）参加与精神障碍治疗有关的实验性临床医疗的风险、替代医疗方案。

（4）接受导致人体器官丧失功能的外科手术的目的、方法以及可能产生的后果。

（5）有关患者的肖像或者视听资料的使用目的、范围以及时限。

（6）对精神障碍患者通信和会见来访者予以限制的理由以及时限。

患者及监护人的知情同意权在以下情况下可能受到暂时的限制：

（1）因病情危及生命而采取紧急医疗措施时。

（2）告知真实的信息可能不利于患者的健康或者治疗时，在该情况下将由监护人行使知情同意权。

（3）患者本人或者其监护人自愿放弃知情同意时。

隐私保护

患者的下列隐私受到法律保护，相关信息的披露必须获得患者及监护人的同意：

（1）患者的病情、诊断结论、治疗方案和预后判断。

（2）患者或者监护人、近亲属向医疗机构提供的个人史、过去史、家族史等内容。

（3）患者或者监护人、近亲属向医疗机构提供的书信和日记等资料。

（4）患者的肖像或者视听资料。

在下列情况下，院方可能打破隐私保护而向第三方披露部分信息：

（1）当患者有可能实施危害他人或者危害社会的行为时。

（2）当患者有可能实施危害自身的行为时。

（3）如果患者系从事高度责任性工作，因精神症状的影响而表现出明显的对事物的判断和控制能力受损时。

（4）司法、行政部门依法履行职责需要公开时。

通讯与会客

患者在住院期间享有通讯和会见探访者等权利，但当患者处在急性发病期或者为了避免妨碍治疗时，该权利可能暂时性受到限制。

约束与隔离

患者在住院期间发生或者将要发生伤害自身、危害他人安全、扰乱医疗秩序的行为，院方在没有其他可替代措施的情况下，将对其实施约束、隔离等保护性医疗措施，并在实施后告知患者的监护人。

（待续）

出院

根据《精神卫生法》第三十条第二款第一种情况，即"已经发生伤害自身的行为，或者有伤害自身的危险的"而入院的患者与监护人在住院期间可以随时提出申请出院，经医师检查确定可以出院后，可以由患者自行或者监护人代为办理出院手续。

如果医师检查后认为患者的病情不宜出院，会将不宜出院的理由告知患者本人及监护人。如果患者或者监护人仍然要求出院，须由监护人签署书面申请的《自动出院协议》，方可办理自动出院手续。院方将在协议中提出出院以后的医学建议。

根据《精神卫生法》第三十条第二款第二种情况，即"已经发生危害他人安全的行为，或者有危害他人安全的危险的"而入院的患者，经我院评估后确定该患者可以出院时，我院将通知其监护人，监护人应当在接到通知之日起 7 日内，前往医疗机构代为或者协助患者办理出院手续。

其他事项

患方意见：

本人（姓名）_____，是患者_____的_____（关系），该患者经医师检查评估，诊断为_____。

医院工作人员（姓名）_____已向我充分告知患者的病情以及患者与监护人在非自愿住院期间的权利。

我已知晓并理解入院知情同意书全部内容，我同意患者在上海市精神卫生中心接受非自愿住院治疗。

患者姓名（打印体）	
患者签名	日期
患者监护人或近亲属姓名（打印体）	
患者监护人或近亲属签名	日期
其他代理决定人姓名（打印体）	单位
其他代理决定人签名	日期
（其他代理人应附有监护人的委托书）	

医护人员陈述：

我已经将患者目前的病情与诊断，住院时的权利与注意事项向患者以及（□监护人，□近亲属，□其他代理决定人）详细告知。

医师签名：_____　日期_____年___月___日

附件：监护人委托书（若需要）

表6-3　精神科门/急诊患者行为风险评估表

患者（疑似患者）姓名：＿＿＿＿＿门诊号：＿＿＿＿＿初步诊断：＿＿＿＿

一、危害自身风险评估		
本次（最近一周）有明确的消极自杀行为	无	有
本次（最近一周）有明确的自我伤害行为	无	有
本次（最近一周）有明确的外出乱跑，导致自己受伤或无法独自回家	无	有
本次（最近一周）有自杀/自伤的意图（如言语中流露或准备相关工具）	无	有
以往有明确的自杀/自伤行为	无	有
以往有明确的外出乱跑，导致自己受伤或无法独自回家	无	有
以往有自杀/自伤的意图（如言语中流露或准备相关工具）		
其他：		
二、伤害他人风险评估		
本次（最近一周）有明确的针对他人的伤害行为	无	有
本次（最近一周）有明确的针对他人的言语威胁	无	有
本次（最近一周）有伤害他人的意图（如言语中流露或准备相关工具）	无	有
以往有明确的针对他人的伤害行为	无	有
以往有明确的针对他人的言语威胁	无	有
以往有伤害他人的意图（如言语中流露或准备相关工具）	无	有
其他：		
三、生活自理能力评估		
拒食或无法合理安排个人饮食，导致体重明显下降、电解质或代谢紊乱	无	有
个人生活部分或完全无法自理，需要他人协助	无	有
受精神疾病影响，不能配合接受针对自身躯体疾病的治疗	无	有
其他：		

主要存在风险＿＿＿＿＿＿＿＿＿＿＿＿＿＿＿＿＿＿＿

注意事项＿＿＿＿＿＿＿＿＿＿＿＿＿＿＿＿＿＿＿＿＿

评估者1＿＿＿＿＿＿＿＿＿＿评估日期＿＿＿＿＿＿＿＿＿＿＿

评估者2（疑似患者时）＿＿＿＿＿＿＿评估日期＿＿＿＿＿＿＿＿＿＿

表 6-4　精神科住院/住院观察患者行为风险评估表

姓名：_____住院号：_____

诊断：_____

评估日期：_____评定员：_____复核员：_____

项目	内容	分值	
		评定分	复核分
一、冲动行为风险评估	1. 既往经常出现冲动毁物、肇事肇祸等暴力行为	5□	5□
	2. 偶尔发生冲动暴力行为	3□	3□
	3. 既往有暴力冲动的口头威胁，但无行为	1□	1□
	4. 有药物、酒精滥用史	1□	1□
	5. 1 个月内有明显的与被害有关的幻觉、妄想、猜疑、激越、兴奋等精神病性症状	2□	2□
	6. 有明显的社会心理刺激	1□	1□
	7. 治疗依从性差	1□	1□
	得分		
二、自杀风险评估量表（NGASR）	1. 绝望感	3□	3□
	2. 近期负性生活事件	1□	1□
	3. 被害妄想或有被害内容的幻听	1□	1□
	4. 情绪低落/兴趣丧失或愉快感缺乏	3□	3□
	5. 人际和社会功能退缩	1□	1□
	6. 言语流露自杀意图	1□	1□
	7. 计划采取自杀行动	3□	3□
	8. 自杀家族史	1□	1□
	9. 近亲人死亡或重要的亲密关系丧失	3□	3□
	10. 精神病史	1□	1□
	11. 鳏夫/寡妇	1□	1□
	12. 自杀未遂史	3□	3□
	13. 社会-经济地位低下	1□	1□
	14. 饮酒史或酒滥用	1□	1□
	15. 罹患晚期疾病	1□	1□
	得分		

（待续）

项目	内容	分值	
		评定分	复核分
三、出走风险评估	1. 曾有出走史	5☐	5☐
	2. 有记忆力减退、定向障碍者	2☐	2☐
	3. 无自知力、强制住院	1☐	1☐
	4. 有明显的幻觉、妄想	1☐	1☐
	5. 对住院治疗感到恐惧	1☐	1☐
	6. 有寻找出走机会的表现	2☐	2☐
	得分		
四、健康风险评估	拒食或无法合理安排个人饮食，导致体重明显下降、电解质或代谢紊乱	1☐	1☐
	个人生活部分或完全无法自理	1☐	1☐
	受精神疾病影响，不能配合接受针对自身躯体疾病的治疗	1☐	1☐
	其他：	1☐	1☐

注：出院时根据住院期间表现评分

结果分析：

项目一：≤2 分低风险；3~4 分中度风险；≥5 分高风险。

项目二：≤5 分低风险；6~8 分中度风险；9~11 分高风险；≥12 分极高风险。

项目三：≤2 分低风险；3~4 分中度风险；≥5 分高风险。

项目四：存在任意一项即视为存在风险

三、慢性精神分裂症患者的急性期治疗

多数精神分裂症患者因反复发作、症状持续或残留以及功能缺陷而进入慢性期。慢性患者可以出现反复多次的急性恶化或复发。无论是第一代还是第二代抗精神病药，在慢性精神分裂症患者急性恶化或复发期，均能充分发挥治疗作用。急性恶化或复发期的抗精神病药选择，取决于患者既往用药的疗效和不良反应、愿意接受的给药方式、对药物的喜好、共患的躯体疾病以及与其他药物的潜在相互作用。对抗精神病药物的相关不良反应需要给予特别关注。抗精神病药的给药剂量可以尽快滴定到能够耐受的目标治疗剂量，同时监测患者的临床状况。快速剂量递增、高负荷剂量以及超过说明书剂量范围的高剂量治疗的疗效并未得到循证依据的支持，反而与不良反应的增加有关。反复发作的患者中，症状复发的最常见的因素是抗精神病药治疗的不依从、物质滥用和应激性生活事件。除非患者持续接受药物治疗，复发作为疾病自然病程的结果难免常见。如果怀疑不依从治疗，推荐在治疗计划中应该进行评估和查找原因。

对于慢性精神分裂症患者的急性恶化或复发，建议应该立即接受抗精神病药物治疗，并遵循以下原则。

1. 第一代和第二代抗精神病药均能有效治疗精神分裂症的急性恶化或复发。所有得到循证支持的第一代和第二代抗精神病药可以用于治疗急性精神分裂症。

2. 每一种抗精神病药的选择过程必须个体化地进行，并取决于患者既往使用过的某些类别药物以及患者本人体验过的不良反应。

3. 所有抗精神病药的不良反应都应加以重视。需特别关注锥体外系或运动不良反应、代谢以及心血管不良反应。

4. 关于慢性精神分裂症患者的治疗中断和复发预防，有一些循证依据支持第二代抗精神病药在这些方面具有优势（表6-5）。

5. 第一代抗精神病药治疗中往往出现神经系统不良反应风险的增加，某些第二代药物可能较少出现这类不良反应。

6. 在换用另一个抗精神病药之前，针对每一患者的最佳剂量的治疗应该持续至少2周，但不超过8周，除非目前用药具有不可接受的耐受性或禁忌证。

7. 由于不依从是精神分裂症患者复发的主要原因，治疗依从性尤为重要。

表6-5　慢性精神分裂症患者急性恶化或复发的抗精神病药推荐

抗精神病药	循证依据类别[a]	治疗推荐等级[b]
氨磺必利（amisulpride）	A	1
阿立哌唑（aripiprazole）	A	1
阿塞那平（asenapine）[1]	A	1/2
氯氮平（clozapine）[2]	A	1/2
氟哌啶醇（haloperidol）	A	2
伊潘立酮（iloperidone）[1]	A	1/2
奥氮平（olanzapine）	A	1
帕利哌酮（paliperidone）[1]	A	1/2
喹硫平（quetiapine）	A	1
利培酮（risperidone）	A	1
舍吲哚（sertindole）[1,3]	A	1/2
齐拉西酮（ziprasidone）	A	1
鲁拉西酮（lurasidone）	B	3
佐替平（zotepine）	B	3

注：[a]循证依据类别：A＝来自对照试验的充分循证依据。[b]安全评级＝源自循证依据类别和药物安全性、耐受性和相互作用的治疗推荐等级。[1]这些药物并没有在所有国家得到批准用于精神分裂症治疗，因此在这些国家一般应作为2级治疗推荐。[2]氯氮平治疗反复发作患者非常有效，但由于其特殊的不良反应仅推荐作为二线治疗药物。[3]舍吲哚具有1级安全评级，但因其心血管不良反应，该药的使用在一些国家受到限制，在这些国家由于法律原因应该考虑作为2级治疗推荐

四、难治性精神分裂症的药物治疗

近年来的研究结果显示精神分裂症的发病具有神经发育异常的基础，10%~15%的患者在起病初期即为治疗抵抗精神分裂症（treatment resistant schizophrenia，TRS），也被称为难治性精神分裂症，最终30%~60%的患者会发展为TRS。TRS的定义有几种，Kane等在比较氯氮平和氯丙嗪治疗TRS的研究中所用的定义被多数人认可。Kane等定义难治性精神分裂症是指过去5年对3种足量［相当于1000 mg/d的氯丙嗪（CPZ）等效剂量］和足疗程（至少6周）抗精神病药物（至少2种不同化学结构）治疗，未获得改善的患者（BPRS总分≥45分，CGI-S≥4分，或者4项阳性症状中，至少2项≥4分）。Conley和Kelly将这个定义修改为过去5年经过至少2种抗精神病药足量（400~600 mg/d CPZ等效剂量）治疗4~6周后，未获临床改善（BPRS总分≥45分，CGI-S≥4分，或者4项阳性症状中，至少2项≥4分）的患者。这样修改后，这个定义更加符合临床实践。形成TRS的结果通常起因有四个方面：即患者因素，疾病本身的因素（如合并躯体情况、共患其他疾病、拒医拒药），社会环境因素和医生因素（如过快过频换药、不合理多种药物合用等），对这群患者的治疗一直是临床中的巨大挑战。

治疗策略：

1. 重新审定诊断，进一步了解患者既往用药史及掌握形成TRS的相关因素，评估患者既往的治疗依从性，着重考虑用药个体化，必要时监测药物血浆浓度。

2. 重新制订治疗方案，更换合适的药物，足量足疗程治疗。可以选择以下几种治疗方案。

（1）换为氯氮平治疗：一系列的研究一致证明了氯氮平治疗TRS患者的显著疗效，而且氯氮平还可有效改善患者的自杀风险和攻击性行为。由于氯氮平潜在的血液系统严重不良反应和代谢综合征发生风险，换到氯氮平治疗需要密切监测其不良反应（请参考药物不良反应章节）。

（2）氯氮平联合其他药物治疗策略：尽管氯氮平治疗 TRS 有效，仍然有 30%～50% 的 TRS 患者对氯氮平治疗无反应或不能耐受氯氮平的不良反应，在氯氮平治疗基础上联合其他治疗的增效策略，是临床上常见的治疗选择，包括联合其他抗精神病药、心境稳定剂、抗抑郁药和促认知药物等。但是支持氯氮平联合增效策略对 TRS 的疗效证据非常弱（表6-6），最好的疗效仅获得中等效应值；而且研究方法也存在一些缺陷。一致的观点还是应当保证氯氮平的足量（300～800 mg/d）和足疗程（至少8周）。

（3）换为其他第二代抗精神病药治疗：其他第二代抗精神病药单药治疗 TRS 的研究证据相对较少。涉及到的药物包括利培酮、奥氮平、喹硫平、齐拉西酮和阿立哌唑，其中利培酮的研究较多。超过6项随机对照研究比较了利培酮和氯氮平治疗 TRS 患者的疗效及安全性，总体疗效利培酮并不优于氯氮平，但是安全性和耐受性优于氯氮平。4项关于奥氮平的研究，2项比较了奥氮平和氯氮平，2项比较了奥氮平和第一代抗精神病药氯丙嗪和氟哌啶醇。奥氮平治疗 TRS 的总体疗效不如氯氮平，与第一代药物相似，不良反应少于第一代抗精神病药物。一项随机双盲平行对照研究用喹硫平 600 mg/d 治疗 TRS，4周未获得明显效果后增加到 1200 mg/d，虽然仍有良好的耐受性，但疗效与 600 mg/d 相当。有个案报告使用高剂量的喹硫平（1200～2400 mg/d）治疗 TRS 的阳性症状、攻击行为、行为障碍等有轻微的改善。两项随机对照研究和两个案例报告，氯氮平治疗无效或不能耐受氯氮平不良反应的 TRS 患者，换为阿立哌唑单药治疗，患者病情获得改善。两项随机对照研究分别评价齐拉西酮与氯氮平和氯丙嗪治疗 TRS 患者的疗效，齐拉西酮介于氯氮平和氯丙嗪之间，不良反应比两个对照药少。由于研究证据较少，仍需要更多与设计更严格的研究系统评价。

（4）换为电抽搐治疗：有一些高质量的研究结果显示电抽搐短期治疗伴或不伴抗精神病药治疗的 TRS 患者，获得总体显著改善。电抽搐对心血管系统（如心律不齐、心脏骤停）和认知功能的不良反应较常见。

（5）其他治疗策略：如经颅磁刺激（rTMS）等，目前证据不多，来自于个案报告，显示可能短期治疗有效。

表6-6　氯氮平联合增效剂治疗难治性精神分裂症患者的疗效汇总

治疗策略	证据分类	推荐
氯氮平	B	3
氯氮平+抗精神病药	B	3
氯氮平+拉莫三嗪	B	3
氯氮平+托吡酯	D	5
氯氮平+丁苯那嗪	D	—
氯氮平+CX516	D	5
氯氮平+D-环丝氨酸	D	—
氯氮平+D-丝氨酸	D	—
氯氮平+甘氨酸	D	—
氯氮平+肌氨酸	D	—
氯氮平+西酞普兰	B	3
氯氮平+氟西汀	D	—
氯氮平+米氮平	D	—
雌激素	B	3
氯氮平+电痉挛治疗	B	3
重复经颅磁刺激治疗	D	5
经颅直接电流刺激	B	3

注：B，3 级或以上的证据+临床支持，疗效和安全性评价平衡；D，1 级或 2 级证据但缺乏疗效

五、精神分裂症的长期治疗

（一）长期治疗的指征和目标

精神分裂症临床表现多样化，具有不同的病程和结局，且影响患者生活的诸多方面。大多数患者的保健需要多方的努力和多学科团队的介入，并以此降低疾病发作频率、持续时间和严重程度，降低总体发病率和死亡率，改善心理社会功能、独立性和生活质量。

所有精神分裂症患者都需要维持治疗。巩固期与维持期均需要针对性的治疗策略。临床决策涉及预防复发和改善症状，它包括减轻持久的精神病性症状导致的沮丧感，改善抑郁症状和预防自杀，减少物质滥用和吸烟，加强家庭关系和职业康复。

稳定期（持续数月至数年）代表一个长程治疗期和症状得到充分控制的恢复阶段，重点是改善功能和康复。稳定期的主要治疗目标是确保症状持续缓解或可控，维持或改善患者的功能和生活质量，有效治疗任何症状的恶化或复发，监控不良反应。对大多数稳定期患者而言，建议将心理社会干预作为药物治疗的辅助措施以改善结局。稳定期药物治疗的主要目的是为了防止复发，帮助患者尽可能稳定以维持正常生活，并继续促进康复进程（从维持治疗的角度而言）。

长期治疗的目标必须与患者讨论，如果患者同意，也要与家庭成员、亲戚、护理人员共同讨论，在某些情况下，也需要辩护律师的参与。其目的是获得足够的信息并了解患者的个人目标。在共同决策的前提下达成共识后，就需要制定和实施治疗计划了。精神药物的选择必须根据患者的需求和喜好进行个体化筛选，重点在于预防复发、控制症状和提高主观舒适度和生活质量。除急性期外心理治疗干预措施仍然是值得推荐的。

教育计划在此阶段也非常有效，它包括精神分裂症患者药物自我管理（例如从抗精神病药物维持治疗中获益，如何应对不良反应），症状自我管理（例如如何识别复发的先兆症状，制定预防复发计划，拒绝非法物质和酒精），基本的社交技巧。

（二）抗精神病药物长期治疗的循证建议

一些新近发表的研究调查和比较了第一代与第二代抗精神病药在精神分裂症长期治疗中的疗效。此外，新的长效抗精神病药业已上市，这也给精神分裂症的长期治疗提供了更多选择。

在美国的大型抗精神病药物临床试验（CATIE）研究中，一些证据表明，在精神分裂症的维持治疗方面，奥氮平优于第一代的奋乃静和其他的第二代药物。该研究的脱落率非常高（整体中断治疗率64%），第一代药物的选择有显著的偏倚（排除了既往迟发性运动障碍的患者），纳入了一部分难治性患者，奥氮平剂量范围比临床常规剂量范围宽，存在部分破盲。

随访52周的英国抗精神病药物成本效应研究（CUtLASS）表明，在精神分裂症的长期治疗中，第二代和第一代药物（包括舒必利）没有差异。该研究的主要不足是将生活质量作为主要结局指标，这一指标与阴性症状和抑郁症状关系比精神病性症状更密切。

在SOHO研究（非随机化的观察性研究）中，第二代抗精神病药物比第一代抗精神病药物治疗中断治疗率更低、缓解率更高，并且使用第二代抗精神病药物治疗的受试者主观舒适度更佳。

近期的一项Meta分析选用观察期6个月以上的随机试验，在精神分裂症的长期治疗中，比较第一代和第二代抗精神病药。结果表明，在预防复发方面，第二代抗精神病药显著优于第一代抗精神病药。没有研究表明第一代抗精神病药有优势，关于第二代抗精神病药之间哪种具有优势，这项Meta分析也没有得出明确的结论。

由欧洲神经精神药理学会（ECNP）发表的共识指出，在长程研究中继发性阴性症状变得不那么明显，是因为某些第二代抗精神病药物也许在减少阴性症状方面有优势。

在长期治疗中，迟发性运动障碍和代谢方面的不良反应对患者的身心健康影响最大——在所有不良反应中，这两项需要持续监测，一旦出现应尽快处理。长期治疗的疗程推荐如下（C类循证依据，4级治疗推荐）：①对于首发精神分裂症患者推荐给予持续抗精神病药物治疗至少1年。②对于多次发作的患者，推荐维持治疗的疗程至少2~5年（严重患者终身治疗）。③在充分考虑患者的动机、心理社会状况以及给予的额外治疗措施的基础上，维持治疗的疗程应该个体化。对于有自杀或者暴力、攻击行为、反复发作的患者，推荐无限期的抗精神病药持续治疗。

（三）长效抗精神病药物的使用

超过40%的患者对口服抗精神病药部分依从甚或依从性差，这是精神分裂症患者长期治疗面临的主要问题。研究已证实，口服药物依从与住院风险存在直接关系。因此，尤其是对于部分依从与不依从的患者，长效抗精神病药物已成为重要的选择。

长效抗精神病药的优势：①提高依从性；②避免反复提醒患者服药；③最低有效剂量原则更为安全（逐步降低剂量）；④避免胃肠吸收相关问题；⑤避免肝脏首关效应；⑥避免意外或故意的过量服药。

长效抗精神病药的劣势：①降低剂量调整的灵活性；②最佳剂量调整是一个长期的不确定的过程；③停药后令人痛苦的不良反应消失延迟；④偶尔出现注射部位局部组织反应（疼痛、水肿、瘙痒、明显肿块）。

一项研究调查了住院患者从口服制剂转换为长效利培酮针

剂的等效剂量。根据该研究的结果，转换剂量建议如下：初始服用口服利培酮 3 mg/d 的患者应该用 25 mg 的长效针剂，服用 3~5 mg/d 口服制剂的应该接受 37.5 mg 长效针剂，服用 5 mg/d 口服制剂的应该接受 50 mg/d 长效利培酮针剂。棕榈酸帕利哌酮治疗可以在中断原有的口服抗精神病药物后直接开始（不需追加口服制剂），或者患者从另一种长效抗精神病药物（包括长效利培酮针剂）每月注射之后的下一个注射周期直接更换过来。棕榈酸帕利哌酮起始剂量为第 1 天 150 mg，8 天后 100 mg（从第 2 天数）。这两种针剂应该在相同的部位肌内注射以快速达到足够的药物浓度。第 8 天后帕利哌酮需要每个月（前后 7 天内）注射，剂量范围为 25~150 mg。

对于奥氮平长效注射针剂，一项试验针对奥氮平口服及长效注射针剂的剂量转换关系进行了为期 24 周的研究，研究发现口服奥氮平 10 mg/d 的患者可以转换为 405 mg/4 周的注射剂量，口服奥氮平 15~20 mg/d 的患者可转换成 300 mg/2 周的剂量，这样不会增加患者复发的危险。

六、阴性、认知、抑郁症状的辅助治疗

（一）精神分裂症阴性症状的治疗

精神分裂症阴性症状分为原发性和继发性症状。原发性阴性症状是独立于阳性症状、认知缺损之外的精神分裂症核心症状，继发性阴性症状则可能是阳性症状、药物不良反应、抑郁症状或环境因素导致的结果。

1. 药物治疗

（1）第一代抗精神病药：第一代抗精神病药对原发性的阴性症状无效。然而与安慰剂相比，第一代抗精神病药可有效治疗继发性阴性症状，目前证据较多的是氟哌啶醇，推荐剂量10~

20 mg/d（证据类别 A，推荐 1 级），然而考虑到其安全性，目前一般不作首选。

（2）第二代抗精神病药：第二代抗精神病药对阴性症状的疗效优于第一代，但疗效仍有限，其改善阴性症状时可能主要改善了继发的阴性症状。

1）奥氮平：在治疗阴性症状时显示较好的治疗效果。汇总分析报道奥氮平比安慰剂和第一代抗精神病药的效果更好。奥氮平 5 mg/d、20 mg/d 与氨磺必利 150 mg/d 相比，奥氮平 5 mg/d 治疗阴性症状更有优势（证据类别 A，推荐 1 级），可作为一线推荐药物。

2）氨磺必利：氨磺必利治疗精神分裂症原发性和继发性阴性症状皆有效，有效剂量范围是 50 ~ 300 mg/d（证据类别 A，推荐 1 级），可作为一线推荐药物。

3）利培酮：利培酮对精神分裂症阴性症状有效的推荐剂量为 4 ~ 6 mg/d（证据类别 A，推荐 1 级），可作为一线推荐药物。

4）阿立哌唑：阿立哌唑 10 ~ 30 mg/d 治疗阴性症状优于安慰剂，且和氟哌啶醇一样能有效改善 PANSS 量表阴性症状量表分（证据类别 A，推荐 1 级）。但阿立哌唑在减少患者阴性症状方面并不优于其他第二代抗精神病药物，可作为一线推荐药物。

5）布南色林：是新型的非典型抗精神病药，即将在我国上市。对 D_2 受体及 $5-HT_{2A}$ 受体具有强亲和力，该药理作用提示布南色林对精神分裂症阴性症状有治疗效果。汇总分析也显示布南色林效果优于氟哌啶醇，与利培酮相似。建议剂量 8 ~ 24 mg/d（证据类别 B，推荐 2 级）。

6）伊潘立酮：与安慰剂相比，在治疗急性期患者的阴性症状方面是有效的，推荐剂量 12 ~ 24 mg/d。但目前关于伊潘立酮治疗精神分裂症继发性阴性症状的研究还很少（证据类别 B，推荐 3 级）。

7）阿塞那平：5 mg，2 次/d 的阿塞那平可使精神分裂症

PANSS 阴性症状量表分有显着的改善，并与氟哌啶醇具有相同的疗效（证据类别 B，推荐 3 级）。但是目前关于阿塞那平的证据还相对较少，部分研究对于阿塞那平临床试验设计的合理性和治疗的有效性尚有争议。

8）氯氮平：氯氮平在治疗阴性症状方面较氟哌啶醇显示出某些优越性，但总体而言其疗效缺乏足够有效的证据（证据类别 C，推荐 4 级）。

9）喹硫平：汇总分析及大样本随机双盲对照试验发现喹硫平对阴性症状无明显改善。

（3）其他增效治疗：此外，在抗精神病药的基础上使用某些增效药物可改善阴性症状。例如大剂量的甘氨酸（30 g/d）能减轻社会退缩、情感淡漠等；利培酮 6 mg/d 治疗精神分裂症时合并美金刚 20 mg/d 对于阴性症状有增效作用；托烷司琼（5 mg，2 次/d）作为 5-HT$_3$ 受体阻滞剂，与利培酮（6 mg/d）联合治疗中也具有增效作用；米诺环素（50 mg/d，8 周增加至 200 mg/d）持续治疗 3 个月以上对早期精神分裂症阴性症状的治疗有增效作用。

部分抗抑郁药（如西酞普兰）对精神分裂症阴性症状的增效治疗无明显效果，若使用抗抑郁药，可酌情选择氟西汀、曲唑酮或米氮平、米安舍林（证据类别 B，推荐 2 级）。

物理治疗方面，近年来新兴的重复经颅磁刺激（rTMS）显示出对精神分裂症阴性症状治疗的巨大潜力（证据类别 B，推荐 2 级）。

2. 心理治疗

心理治疗的基本原则如下。

（1）心理社会干预不应被当作是竞争手段，在大多数情况下，应是必要的互补措施达到改善阴性症状、社会功能和生活质量的目的。

（2）有效的心理社会干预可以改善药物依从性，降低复发率和再住院率，减少症状带来的痛苦，改善社会功能和生活质量，为患者、家属和照料者提供支持。

（3）心理社会干预最佳干预时机是在急性症状减轻后，患者可以成功的参与治疗。

（4）心理社会干预应根据不同的疾病阶段以及患者和家属的需求而调整。

（5）临床治疗团队、患者和家属应决策共享，为治疗和康复建立现实的目标。要达到这个目标的过程应该持续跟进和评估。

（6）所有的患者都应获得基于循证证据的治疗方案，如日常生活技巧训练，达到就业和学习目标，财务管理，发展和维护社交关系和应对症状对生活的影响。

（二）精神分裂症认知缺陷的治疗

精神分裂症患者有认知功能的损害，已经被认为是区别于阳性症状、阴性症状之外而独立存在的。患者会有信息处理困难，思维形式障碍，注意困难，学习、记忆、执行功能及工作计划方面的障碍。

1. 药物治疗

（1）第一代抗精神病药：第一代抗精神病药对认知功能无显著改善。不恰当的使用大剂量抗精神病药，会产生锥体外系反应及抗胆碱能反应，产生一些负面影响。因此，不推荐使用第一代抗精神病药。

（2）第二代抗精神病药：目前第二代抗精神病药越来越多的被用于精神分裂症认知缺陷的治疗。奥氮平（7.5 mg/d）、喹硫平（200 mg/d）和利培酮（1.5 mg/d）治疗认知缺陷症状均有较好的疗效，奥氮平和利培酮能改善患者的整体神经认知功能。而利培酮则比奥氮平等更能改善患者的工作记忆。汇总分析也发现，利培酮与其他抗精神病药特别是氟哌啶醇相比，改善认知更显著。

在改善认知症状方面，可推荐利培酮 1~2 mg/d（证据类别 A，推荐 1 级），喹硫平对认知症状的改善需要更长时间的服药（18~24 个月）。阿立哌唑较少引起抗胆碱能的不良反应，对记忆等认知的损害较少，对改善认知症状有效，但证据有限。

（3）其他如类胆碱、谷氨酸盐、5-HT 受体类辅助药物：对类胆碱、谷氨酸盐、5-HT 受体类辅助药物治疗精神分裂症认知症状的汇总分析发现，作用于胆碱能受体的药物所产生的语言学习和记忆改善程度为轻度，胆碱能激动剂（如多奈哌齐）对空间学习和记忆的改善程度为中度。胆碱能和谷氨酸能激动剂对阴性症状的改善程度为中度，而对一般精神病理症状的改善程度为轻度。5-HT 受体类则对阳性症状的改善程度为轻度。

2. 心理治疗　精神分裂症患者不仅有与幻觉妄想有关的令人不安的和病态的想法，他们的想法结构和信息处理模式也异于常人，如注意力难以集中，学习、记忆、执行和计划困难。当这些认知损伤发生的时候往往与阴性症状相关，对患者日常功能造成了极大的影响，且阻碍患者参与心理社会干预。最近，帮助患者减轻认知损害与不良影响的干预手段引起了人们的兴趣，这些手段有不同形式，最常见的三种形式是认知矫正治疗，认知训练和认知康复。

这些手段通常涉及以下三种中的一种或多种策略：恢复措施：用来减轻认知损伤；补偿措施：用来帮助患者工作或补偿认知损害；环境手段：用来提供环境支持，如外部提醒从而降低认知损害的影响。

（三）精神分裂症抑郁症状的治疗

抑郁症状也是精神分裂症的常见症状，精神分裂症抑郁症状的发生率在 20%~70%，自杀率较高。

1. 药物治疗

（1）三环类抗抑郁药：对于有抑郁症状的精神分裂症患者采用三环类抗抑郁药的维持治疗可以减少抑郁症状，但三环类抗抑郁药不良反应严重且有撤药反应，目前不作为首选用药。

（2）新型抗抑郁药：在 SSRI 类抗抑郁药中，舍曲林50 mg/d作为首选药物合并抗精神病药物治疗精神分裂症的抑郁症状是安全有效的（证据类别 A，推荐 1 级）。

NaSSA 类：米氮平 30 mg/d 对精神分裂症抑郁症状有改善作用（证据类别 B，推荐 2 级）。

（3）锂盐：有关精神分裂症伴发抑郁患者使用碳酸锂治疗的研究大多集中在急性加重期，而很少用于慢性维持期。总的来说，对于精神分裂症的精神病后抑郁或精神病伴有抑郁症状，合用抗抑郁药疗效不满意者，可以考虑使用碳酸锂。

（4）第二代抗精神病药：在精神分裂症急性期，抑郁症状随着阳性症状的缓解而减轻。有证据显示第二代抗精神病药在治疗伴发的抑郁症状方面较第一代更有效。

在巩固期阶段，首发精神分裂症患者相比多次发作的精神分裂症患者更容易出现一段时间的抑郁。针对这两种情况，使用第二代抗精神病药治疗均有效。而且第二代抗精神病药也可有效改善慢性精神分裂症患者的抑郁症状。

2. 心理治疗　心理干预特别是认知行为治疗对于精神分裂症的抑郁症状也是有效的。最近几年，有大量的研究报道了认知-行为干预在精神病性障碍中的应用。Cochrane 的汇总分析也显示，在标准治疗（包括药物治疗）外增加认知-行为干预，不但能减轻精神症状，而且能减少住院时间，改善总体心理社会功能。在精神分裂症和相关障碍中应用最多的认知-行为干预包括：①促进对疾病自然病程的共同理解，从而鼓励患者自愿参与到治疗过程中。②识别导致症状恶化的因素。③学习并加强如何减轻症状和压力的技巧。④减少生理冲动。⑤测试可能支持妄想的关键信念。⑥发展解决问题的策略，以减少复发。

七、抗精神病药物的不良反应与防治

第一代（典型）和第二代（非典型）抗精神病药物由于在药物作用受体上的差异，表现在这两类抗精神病药物的不良反应有所不同。第一代抗精神病药物如氯丙嗪、氟哌啶醇、奋乃静等最常见引起锥体外系不良反应，而第二代抗精神病药物如氯氮平、奥氮平、利培酮、喹硫平、齐拉西酮等则较少引起锥体外系不良反应，但引起体重增加及糖脂代谢异常等代谢综合征的不良反应。药物的不良反应明显影响服药人群的安全性、耐受性与治疗依从性。因此，不良反应的及时处理与防治非常重要。抗精神病药物的常见不良反应及其处理如下（详见表6-7、6-8）。

（一）锥体外系不良反应

锥体外系不良反应是典型抗精神病药物最常见的不良反应，包括急性肌张力障碍、震颤、类帕金森综合征、静坐不能及迟发性运动障碍，与阻断多巴胺 D_2 受体密切相关。高效价的第一代抗精神病药物最容易引起锥体外系反应，而第二代抗精神病药物较少引起此不良反应，且药物之间存在比较大的差异。在第二代抗精神病药物中以利培酮和帕利哌酮的影响较多，其次为阿立哌唑与齐拉西酮，奥氮平和喹硫平较少引起，而氯氮平几乎不引起锥体外系反应。

锥体外系不良反应可发生在治疗的任何时期，急性肌张力障碍常发生在开始用药的1周内或药物加量时，特别是氟哌啶醇肌内注射时常见。约50%的患者在用高效价第一代抗精神病药物的第1周内出现急性肌张力障碍，第二代抗精神病药物也可引起急性肌张力障碍，如利培酮注射剂的发生率达7.2%。类

表 6-7　抗精神病药物的常见不良反应

不良反应	氟哌啶醇	舒必利	氯氮平	奥氮平	利培酮	喹硫平	齐拉西酮	阿立哌唑	帕利哌酮	舍吲哚
静坐不能/震颤/类帕金森症状	+++	+/++	0	0/(+)	0/++	0/(+)	0/+	+	0/++	0/(+)
迟发性运动障碍	+++	+	0	(+)	(+)	?	?	(+)	(+)	(+)
癫痫发作	+	0	++	0	0	0	0	0	0	(+)
体重增加/肥胖	+	+	+++	+++	++	++	(+)	(+)	++	++
血糖异常	(+)	(+)	+++	+++	++	++	0	0	++	+
血脂异常	(+)	(+)	+++	+++	++	++	0	0	++	+
月经异常	++	++	0	+	++	(+)	(+)	0	++	(+)
催乳素升高	+++	+++	0	(+)	++	(+)	0	0	++	(+)
溢乳	++	++	0	(+)	++	0	0	0	++	(+)
QT间期延长	+	(+)	(+)	(+)	(+)	(+)	++	(+)	(+)	+++
直立性低血压	++	0	++	(+)	++	++	0	+	++	(+)
便秘/尿潴留	+	++	+++	++	+	+	0	0	++	+
粒细胞缺乏	0/(+)	0/(+)	+	0/(+)	(+)	0/(+)	0/(+)	0/(+)	0/(+)	0/(+)
镇静作用	+	0/(+)	+++	+/++	+	++	0/(+)	+	+	(+)
恶性综合征	+	?	(+)	(+)	(+)	(+)	?	(+)	(+)	(+)

注：0=无；(+) 偶发；+轻度（发生率<1%）；++中度（发生率<10%）；+++重度（发生率>10%）。? 不明确。体重增加（6-10周内）：+低（0-1.5kg）；++中（1.5-3 kg）；+++重（>3 kg）

表 6-8　抗精神病药物不良反应的处理

	预防	治疗
急性肌张力障碍	选择引起 EPS 少的药物 从小剂量开始治疗，加量要慢，逐步加量	口服或肌内注射抗胆碱能药物，肌内注射药物后未缓解可在 30 min 后重复使用
类帕金森症状	选择引起类帕金森症状少的药物 加量要慢，逐步加量	减量或换药 换用第二代抗精神病药物 口服抗胆碱能药物
静坐不能	选择引起静坐不能少的药物 加量要慢，逐步加量	减量 口服 β 受体阻滞药（普萘洛尔 30~60 mg/d） 换用影响小的第二代抗精神病药物 口服苯二氮䓬类药物
迟发性运动障碍	选择引起迟发性运动障碍少的药物 评估危险因素	换用氯氮平（或其他相对影响少的第二代抗精神病药物） 加用维生素 E 和 B_6 加用多奈哌啶或褪黑素 ECT 治疗（仅有个案报道） 深部脑刺激（适用严重病例）
癫痫发作	选用影响小的药物	抗癫痫治疗
体重增加/肥胖	选用对体重影响小的药物 定期监测体重 对体重增加 > 7% 的要予以警示，调整生活方式和饮食结构	生活方式干预（饮食控制、体育锻炼） 换药 加用二甲双胍（1000 mg/d）
血糖异常	选用影响小的药物 筛选危险因素，检查空腹血糖及糖化血红蛋白 定期监测血糖	生活方式干预（饮食控制、体育锻炼） 换药 必要时降糖药治疗
血脂异常	选用影响小的药物 筛选危险因素，检查血脂全套 定期监测血脂	生活方式干预（饮食控制、体育锻炼） 换药

（待续）

	预防	治疗
内分泌紊乱	选用对内分泌影响小的药物	减量，换药，中药治疗，人工周期
QT 间期延长	选用影响小的药物 评估心血管疾病危险因素 避免合用延长 QT 间期的药物 定期复查心电图 注意药物相互作用	如 QTc 间期>450 ms 或延长超过30 ms 时要换药
直立性低血压	小剂量开始，缓慢逐步加量 选用影响小的药物	加强体育锻炼，改变体位时动作缓慢
便秘	选用对便秘影响小的药物 进行腹部体检	饮食调整，增加纤维的摄入量 增加流质饮食的摄入，通便药物 （口服乳果糖 5 g/d）
尿潴留	选用影响小的药物	减量 换药或肌内注射新斯的明 0.25 mg 每次
流涎	选用影响小的药物	减量 哌仑西平 25~50 mg/d
口干	从小剂量开始选用 选用影响小的药物	多次少量饮水 嚼无糖口香糖 减量
肝功能异常	定期查肝功能	减量，换药 加用降转氨酶药物
白细胞减少	定期复查血常规	如粒细胞<$1×10^9$/L 要立即停药 联合血液科治疗 预防感染 用升白细胞药物
镇静作用	从小剂量开始 加量要慢	减量 换药
恶性综合征	选用低风险抗精神病药物	停用所有抗精神病药物 对症处理

帕金森症常出现在治疗的前几周，一直持续数月，是可逆的，但持续时间长短不一，所有的抗精神病药物均可引起，第一代要高于第二代，如氟哌啶醇高达55%，奥氮平发生率为2.6%。急性肌张力障碍和类帕金森症可通过减低药物用量及使用抗胆碱能药物治疗。

出现锥体外系反应的患者一半以上是静坐不能，常出现在治疗的前3个月，第一代抗精神病药物的发生率高达25%，第二代抗精神病药物如利培酮和帕利哌酮、鲁拉西酮、阿立哌唑、齐拉西酮，奥氮平在高剂量时也有发生，但氯氮平和喹硫平的发生率最低，减量可减轻，β受体阻滞剂和苯二氮䓬类药物治疗有效。

迟发性运动障碍多在使用抗精神病药物数月或数年后出现，一般在治疗的前5年发生率较高，第一代抗精神病药物的平均发生率为24%~30%，约0.5%的精神分裂症患者伴发迟发性运动障碍。有些是不可逆的，即使在停药后仍存在，目前缺乏有效的治疗迟发性运动障碍的药物，对其治疗原则为首先换用一种迟发性运动障碍可能性小的第二代抗精神病药物，如氯氮平几乎不引起迟发性运动障碍，有研究报道患者换用氯氮平后迟发性运动障碍的症状明显改善。必要时合用其他药物如丁苯那嗪片；如仍无效可尝试合用维生素 E 和 B_6、多奈哌齐、褪黑素及支链氨基酸。不推荐使用抗胆碱能药物，会使症状恶化。有个案报道电抽搐和深部脑刺激有一定效果。

（二）代谢综合征

抗精神病药物引起的体重增加及糖脂代谢异常等代谢综合征的症状目前已成为药物治疗中需要重视的问题，也是第二代抗精神病药物常见的不良反应，严重影响患者服药的依从性，同时在很大程度上增加了心血管疾病和糖尿病的风险。第二代抗精神病药物比第一代抗精神病药物更易引起代谢综合征，发生率在9%以上。在第二代抗精神病药物中以氯氮平和奥氮平居首位，50%以上在治疗的第1年就出现，约78%的首发精神分裂症患者服用奥氮平后在治疗的前3个月就出现体重增加超过7%，超过50%的患者服用氯氮平或奥氮平后出现糖脂代谢异常，女性略高于男性；其后依次是喹硫平、利培酮、氨磺必利；阿立哌唑的影响较少，齐拉西酮对代谢的影响最小。治疗原则如下。

1. 预防为主 ①所有患者在用药前要评估发生代谢综合征的风险，合理选用抗精神病药物，如患者偏胖或已有代谢方面的问题应尽量不选用对代谢影响大的药物；②建议定期监测体重、血糖和血脂，观察动态变化；③对于体重增加大于基础体重7%时，要建议患者调整饮食结构及生活方式，增加锻炼，而当体重增加大于10%时建议考虑现有的治疗方案，为了预防体重进一步增加，鼓励减肥，必要时换药。

2. 体重增加的治疗研究证据 ①目前疗效比较明确的是二甲双胍治疗，几项随机对照研究发现二甲双胍在一定程度上能减轻抗精神病药物引起的体重增加和改善胰岛素抵抗，在3个月内能减重1~4 kg，每天使用600~1000 mg，分2次在餐后半小时内服用，持续3个月。②在治疗过程中有显著糖耐量下降或体重增加产生，应转换（通过交叉换药）为体重增加可能性较少的抗精神病药。③生活方式干预：包括饮食控制和体育锻炼，制定个体化饮食管理和持续的体育锻炼方法。在饮食方面，每日摄入的总热量55%来自碳水化合物，超过15%来自蛋白质，少于30%来自脂肪，纤维含量15 g/kcal；体育锻炼建议每天持续至少半小时的有氧运动。④如果患者存在快速或严重的体重增加、血脂异常、血糖异常等，建议内分泌代谢专科处理。

为评估众多干预药物对抗精神病药物所致体重增加的控制效果差别，日本，澳大利亚和加拿大的学者联合进行了一项荟萃分析，入选的为2013年11月之前发表的随机双盲安慰剂对照试验。基础药物以氯氮平和奥氮平为主，结局指标是体重改变，更进一步指标包括：空腹血糖，血红蛋白 A1c（糖化血红蛋白），空腹胰岛素水平，胰岛素耐受性指数，胆固醇和甘油三酯水平。最终 40 项试验纳入标准，共囊括有 19 种不同的药物干预手段：金刚烷胺、阿立哌唑、托莫西汀、右旋芬氟拉明、右旋安非他命、法莫替丁、氟西汀、鼻内胰岛素、二甲双胍、二甲双胍-西布曲明联合、尼扎替丁、奥利司他、苯丙醇胺、瑞波西汀、瑞波西汀-倍他司汀联用、罗格列酮、西布曲明、托吡酯、唑尼沙胺。

结果显示：和安慰剂对照组相比，同期伴随使用二甲双胍组平均体重差异为：-3.17 kg（95%CI：-4.44~-1.90 kg）；和安慰剂组相比，合并效应值有一定差异的还有托吡酯-5.20 kg（95%CI：-9.55~-0.84 kg），西布曲明-2.86 kg（95%CI：-4.72~-1.01 kg），阿立哌唑-2.13 kg（95%CI：-2.87~-1.39 kg），瑞波西汀-1.90 kg（95%CI：-3.07~-0.72 kg）。

此外研究还发现，二甲双胍、罗格列酮能提高胰岛素耐受性。阿立哌唑、二甲双胍、西布曲明能降低血脂水平。鉴于二甲双胍在多个方面改善抗精神药物所致代谢不良反应的优势表现，该 Meta 分析证据建议，"当使用非药物手段干预药源性肥胖证据还不充分，而调整其他代谢不良反应轻微的抗精神病药物会降低治疗疗效时，不改变原有抗精神病药物的使用同期伴随使用二甲双胍可作为众多干预方案的的首要选择。"

（三）内分泌系统紊乱

抗精神病药物可引起催乳素升高、月经紊乱、性激素水平异常及性功能异常，而高泌乳素血症可加重溢乳、性激素水平异常、月经紊乱（闭经）及性功能改变等。以利培酮、帕利哌酮、舒必利较多见，其次是鲁拉西酮、奥氮平和齐拉西酮，而氯氮平、阿立哌唑及喹硫平的影响最小。研究报道小剂量阿立哌唑有降低高泌乳素血症的作用。目前认为高催乳素血症与作用于多巴胺 D_2 受体有关。

治疗：①药物治疗，有研究发现使用多巴胺拮抗剂溴隐停效果并不明显，一项研究使用二甲双胍来治疗抗精神病药物引起的闭经，约 67% 的患者在服用 1000 mg/d 二甲双胍 3 个月后恢复月经，同时还发现胰岛素抵抗的改善在月经恢复中起着非常重要的作用；②减药或换用另一种影响小的药物；③闭经可采用中药治疗（如乌鸡白凤丸）、人工周期等方法。

（四）心血管系统不良反应

几乎所有的抗精神病药物均可能引起心血管系统方面的不良反应，表现为直立性低血压、心动过速、心动过缓和心电图改变（可逆性非特异性 ST-T 波改变，T 波平坦或倒置和 QT 间期延长）和传导阻滞。直立性低血压会增加患者发生意外摔倒和骨折的风险。抗精神病药物引起的代谢综合征也会增加患心肌梗死的风险，尤其是长期服用抗精神病药物的患者，临床上应该关注。

直立性低血压与抗精神病药物作用于 α 肾上腺素受体有关。喹硫平、氯氮平、利培酮和帕利哌酮以及低效价第一代抗精神病药物如氟哌啶醇和氯丙嗪较多见，其次是阿立哌唑，而奥氮平和齐拉西酮少见，常发生在药物快速加量或剂量偏大时。此时应让患者平卧，头低位，监测血压。必要时静脉注射葡萄糖，有助于血压恢复。

抗精神病药物可减慢心脏复极，从而引起心动过缓、QT 间期延长甚至房室传导阻滞，这就大大增加了患室性心率失常和猝死的风险。发生 QT 间期延长的危险因素包括服药前存在 QT 间期延长、女性患者、心电图异常、高剂量抗精神病药物。QTc 间期是校正的 QT 间期，反应心肌细胞复极过程的指标，正常上限值为 440 ms，超过此限即属延长，QTc 间期延长被认为与多源性室性期外收缩和多形性室性心动过速有关，可引起晕厥、心脏停搏和室颤性猝死。QTc 间期超过 470~500 ms 可明显增加发生扭转型室性心动过速和心室颤动的风险，临床上表现为心源性晕厥或称为阿-斯综合征，猝死的风险很高。

在第一代抗精神病药物中，注射用氟哌啶醇可引起轻度 QTc 间期延长，美国 FDA 在 2007 年曾警惕使用哌啶醇注射剂，后强烈推荐在使用哌啶醇注射剂时监测心电图的改变。低效价药物如氯丙嗪、硫利达嗪引起心电图异常与剂量呈依赖关系。第二代抗精神病药物中，以齐拉西酮和舍吲哚的影响最大，齐拉西酮和舍吲哚可引起明显的 QTc 间期延长。齐拉西酮引起轻度至中度的、剂量依赖性的 QTc 间期延长。齐拉西酮治疗的患者中，12.3%（976/7 941）的患者 QTc 间期延长 30~60 ms，而安慰剂治疗者为 7.5%（73/975）。齐拉西酮治疗者中 QTc 延长超过60 ms 者发生率为 1.6%（128/7 941），安慰剂治疗者为 1.2%（12/975）。在 3 266 例齐拉西酮治疗者中，QTc 间期超过 500 ms者有 3 例（1%），538 例安慰剂治疗者中，有 1 例（0.2%）。因此，齐拉西酮不应与已知延长 QTc 的药物合并使用。

舍吲哚在正常的临床用药范围内可引起剂量依赖的 QTc 间期延长，平均延长 20~30 ms。在临床试验中发现部分患者的QTc 间期超过 500 ms（QTcB 5.32，QTcF2.0%），有几例患者出现尖端扭转，但合并使用了其他能引发尖端扭转的药物。

氯氮平可延长 QTc 间期，服用氯氮平治疗者 1/（3000~4000）会发生猝倒，伴有呼吸抑制或心脏停搏。老年及伴有心脑血管疾病的精神病患者是发生猝死的高危人群，即使服用中等剂量的抗精神病药物，猝死危险也相对较大。

如何预防抗精神病药引起的 QT 间期延长，目前的建议是：①服药前收集患者既往史和治疗史等，对有长 QT 间期、显著心动过缓、电解质紊乱如低钾血症和低镁血症的患者建议使用心血管风险低的药物。②治疗中进行电解质和心电图监护，降低危险。

（五）镇静作用

镇静作用的不良反应发生率超过 10%。在第二代抗精神病药物中，以氯氮平最常见、奥氮平和喹硫平较明显，其次是利培酮和帕利哌酮，齐拉西酮和阿立哌唑较少。可能与药物作用于组胺 H 受体和多巴胺受体有关。大部分患者使用抗精神病药物尤其是低效价的第一代抗精神病药物如氯丙嗪会出现镇静。

镇静作用常在抗精神病药物治疗早期出现，表现为多睡和白天嗜睡。将每日剂量的大部分在睡前服用，可以避免或减轻白天的过度镇静。严重者应该减药，并告诫患者勿驾车、操纵机器或从事高空作业。对于白天嗜睡的患者可尝试使用咖啡。

（六）流涎

流涎是氯氮平治疗最常见的一种不良反应，大约 64.3% 的患者出现流涎，在睡眠时最明显。尽管抗胆碱能药物可以治疗这一不良反应，因为抗胆碱能药物的毒性反应，一般不主张使用。有建议外周抗肾上腺素能药物可以拮抗氯氮平对唾液腺的毒蕈碱样胆碱能效应，可乐定（0.1 或 0.2 mg 贴剂每周 1 次）。最近发现氯氮平不增加唾液流量而是减少吞咽，建议患者侧卧位睡眠，便于口涎流出，防止吸入气管。

（七）体温调节紊乱（下丘脑体温调节的影响）

多见于氯氮平治疗者。氯氮平治疗的前 3 周，部分患者出现良性发热，最多持续至治疗第 10 天左右。体温增高一般不会超过 1℃ 或 2℃，继续治疗几天后可恢复正常，没有临床意义。但是，偶尔也可见到体温超过 38.5℃，需要做血常规监测，要鉴别诊断是药源性发热、并发感染或是继发于粒细胞缺乏症的感染。

（八） 抗胆碱能不良反应

低效价抗精神病药物如氯丙嗪、硫利达嗪等以及非典型抗精神病药物氯氮平等多见，奥氮平也可见到。外周抗胆碱能作用表现有口干、视物模糊、便秘和尿潴留等。利培酮和喹硫平没有明显抗胆碱能作用，临床上仍可见到一些患者出现便秘和口干。临床上多是对症处理，如用肠道软化剂、泻药、补充含纤维较多的饮食或增加体液摄入等以治疗便秘。中枢抗胆碱能作用表现为意识障碍、谵妄、言语散漫、出汗、震颤和认知功能受损等，与药物的中枢抗胆碱能作用有关，多见于老年人、伴有脑器质性病变和躯体病患者。应立即减药或停药，并对症治疗。注意避免联合使用抗胆碱能作用强的药物。

（九） 肝功能损害

早期就有氯丙嗪引起胆汁淤积性黄疸的报道。更常见的是无黄疸性肝功能异常，一过性的丙氨酸氨基转移酶升高，多能自行恢复。低效价抗精神病药物及氯氮平、奥氮平常见，舒必利、利培酮、喹硫平、齐拉西酮以及高效价典型抗精神病药物也有一过性肝酶升高的报道。可合并保肝药物治疗并定期复查肝功能。

（十） 恶性综合征 （neumleptic malignant syndrome，NMS）

NMS 是一种严重的抗精神病药物不良反应，几乎所有的抗精神病药物均可引起，其发生率不明确，第一代抗精神病药物的发生率低于 1%，第二代抗精神病药物引起的可能更少。我国的调查资料显示其发生率为 0.12%~0.20%，欧美国家的调查显示为 0.07%~1.40%。男：女为 2：1。NMS 的发生机制尚不明了，可能与多巴胺功能下降有关。临床表现为肌张力障碍（肌肉强直、肌紧张）、高热（可达 41~42℃）、意识障碍、自主神经系统症状（大汗、心动过速、血压不稳等）等四大典型症状，实验室检查发现白细胞升高、尿蛋白阳性、肌红蛋白尿、磷酸激酶活性升高、肝氨基转移酶升高，血铁、镁、钙降低。发生 NMS 的危险因素包括抗精神病药物剂量骤增骤减、多种抗精神病药物合用、紧张症者、合并躯体疾病或脑病、注射用药等。病程持续数小时~7 d。严重者死于肾、呼吸功能衰竭，死亡率为 20%~30%。需与脑炎、致死性紧张症鉴别。

非典型抗精神病药物中，有氯氮平、利培酮、奥氮平致 NMS 的个案报道。有报告氯氮平合并锂盐的患者出现类似于 NMS 的症状。氯氮平常引发一些非常类似于 NMS 的症状或体征的不良反应如：高热、心血管影响、谵妄、多汗、磷酸激酶升高和白细胞降低等，医生应该警惕是否氯氮平所致 NMS。

一旦诊断是抗精神病药物所致 NMS，应立即停药，并进行支持治疗如补液、降温、预防感染、抗痉挛、吸氧等，大剂量胞二磷胆碱可增加多巴胺受体活性，也可用多巴胺激动剂溴隐亭（5 mg，每 4 小时 1 次）治疗。有报道电抽搐治疗有效。

（十一）诱发癫痫发作

在接受抗精神病药物治疗的患者中，有 0.5%~0.9%的患者出现癫痫发作。氯氮平诱发癫痫较多见，氯氮平可以引起脑电图改变，引发剂量相关性癫痫（300 mg/d 1 年的累计发生率为 1%~2%，300~600 mg/d 为 3%~4%，600~900 mg/d 为 5%）。奥氮平的发生率为 0.9%，喹硫平为 0.8%，齐拉西酮为 0.4%~0.5%，阿立哌唑为 0.4%，利培酮为 0.3%。在第一代抗精神病药物中以氯丙嗪的风险最高，而氟哌啶醇的风险最少。有癫痫发作史或头部创伤者，危险性更高。

合并使用抗癫痫药的患者需调整精神药物剂量，避免药物相互作用。避免合并使用氯氮平和卡马西平，以防粒细胞缺乏症发生。同时要根据药物代谢的相互作用适当调整药物剂量。

（十二） 血液系统改变

抗精神病药物可以诱发血液系统改变如粒细胞缺乏症，氯氮平较多见，发生率约是其他抗精神病药物的 10 倍。此外，接受氯丙嗪和氯氮平治疗的患者中，偶尔可见到其他的血液学改变包括白细胞增多、红细胞增多或减少、淋巴细胞减少、白细胞计数降低或中性粒细胞减少，以及非常罕见的血小板减少。

1%~2%接受氯氮平治疗者发生粒细胞减少或粒细胞缺乏。患者的白细胞数常突然降低，有致命危险，已引起普遍关注。发生率在治疗第 1 年为 0.73%，第 2 年为 0.07%。最常出现在治疗的 6~18 周。粒细胞缺乏症的危险随年龄而增高，女性患者较多见。

氯氮平治疗更常见的是白细胞减少，发生率在治疗第 1 年为 2.32%，第 2 年为 0.69%。因此，要谨慎使用氯氮平。刚接受治疗的患者在治疗期间每 1~2 周进行白细胞计数监测，6 个月后改为每 2~4 周监测 1 次，直到停药后 1 个月。如果氯氮平治疗期间出现任何发热或感染体征（如咽喉炎）都需即刻查白细胞计数，尤其是在治疗的前 18 周内。

白细胞计数高于 $3.5 \times 10^9/L$ 的患者，可以考虑接受氯氮平治疗；如果患者白细胞计数低于 $3 \times 10^9/L$，或者中性粒细胞低于 $1.5 \times 10^9/L$，需要监测白细胞分类和计数，每周 2 次；如果患者白细胞计数低于 $2 \times 10^9/L$，或者中性粒细胞计数低于 $1 \times 10^9/L$，必须停用氯氮平。而且每日检查白细胞分类和计数，进行骨髓穿刺检查，给予支持疗法，隔离，严防感染，给予升白细胞药物治疗。如无合并症，1 周后白细胞回升，2~3 周恢复正常。接受氯氮平治疗发生粒细胞缺乏症的患者，血液系统恢复正常后再次使用氯氮平，这些患者可重新发生粒细胞缺乏症，而且比前一次出现的更快，引发的剂量更低。建议发生粒细胞缺乏症的患者不应该再使用氯氮平治疗。白细胞计数低的患者应尽量避免使用氯氮平。此外，卡马西平可增加氯氮平发生粒细胞缺乏的风险，应避免和氯氮平合用。

氯氮平诱发血液系统不良反应的可能机制有：①毒性代谢产物假说：氯氮平代谢过程中产生了高于通常的 N-去甲氯氮平浓度的毒性代谢产物。②毒性自由基假说：中性粒细胞及其前体干细胞能将氯氮平代谢为具有毒性作用的自由基。因此建议使用维生素 E 或维生素 C 和其他抗氧化剂或示踪剂（如铜、锌等），这些自由基清除剂结合因子能预防粒细胞缺乏症的发生。目前尚未发现奥氮平、喹硫平、齐拉西酮和阿立哌唑对血液学指标的影响。

（十三）猝死

指在抗精神病药物治疗中生前未查出致死性躯体疾病，突然发生死亡，死后尸检无可解释的死因。有报道认为此种猝死可能为阿-斯综合征（adams-stokes syndrome），即心源性脑缺血综合征。发生率约 0.5%。目前发生机制尚不明了，可能与药物抑制 ATP 酶，影响细胞膜泵，使细胞内外 K^+ 失衡致心肌应激性升高，异位自律性增加，致心律失常，室性心动过速，心室扑动，心室颤动，心室收缩骤停。临床表现为昏厥、抽搐、发绀、心跳呼吸骤停。积极的处理措施是进行复苏抢救。该不良反应的抢救成功者较多，因此应该预防为主，用药前询问接受抗精神病药物治疗者的病史和家族史，进行详细的体检和心电图检查。治疗中定期进行心电图检查，小剂量开始，剂量滴定速度缓慢，并注意药物相互作用。对于高危人群（年长者、肥胖者、有心脏病史者）谨慎用药。

（十四）其他不良反应

少数接受抗精神病药物治疗的患者，可出现皮疹，如斑丘疹或多形性红斑等。可用抗过敏药物扑尔敏等进行对症处理。如出现皮疹同时发热，应警惕剥脱性皮炎的发生。

非典型抗精神病药物喹硫平可导致甲状腺激素水平轻度降低，但不伴有促甲状腺激素水平升高，目前尚未发现其临床意义。有报道氟哌啶醇孕期使用可致胎儿肢体畸形，哺乳期使用可造成新生儿血小板聚集等；孕期大剂量使用氯丙嗪可导致胎儿血管充血、中枢神经系统水肿、新生儿高血糖症、病理性黄疸及染色体畸变等，哺乳期使用可致婴儿过度镇静等。其他抗精神病药物的安全性尚不肯定，建议孕妇及哺乳妇女慎用抗精神病药物（详见第8章特殊人群用药）。

（十五） 其他药物相互作用

酒精可以增强抗精神病药，尤其是典型抗精神病药的中枢抑制作用，导致注意力、定向力、判断力损害，并表现嗜睡和懒散；增加锥体外系不良反应发生；可能发生呼吸抑制、低血压和肝脏毒性。建议抗精神病药物治疗时不饮酒。

已有报道氟哌啶醇与锂盐合用发生意识障碍；锂盐与氟奋乃静等合用时发生 NMS 的危险性可能增加；与氯噻吨、洛沙平、氟奋乃静等合用增加锥体外系不良反应的发生。如在联合用药时出现锥体外系不良反应和发热应停用，以防恶性症候群发生。锂盐可明显降低氯丙嗪、氯氮平的血药浓度，建议联合治疗时间测血锂浓度。卡马西平对肝 P450 酶有诱导作用，与抗精神病药物联合治疗要考虑药物相互作用。

抗精神病药与单胺氧化酶抑制剂（MAOIs）合用增加发生NMS 的危险；增加抗胆碱能样不良反应和锥体外系不良反应。与三环类抗抑郁药合用会减慢代谢，增加药物浓度，易发生不良反应。与苯二氮䓬类药物合用可能会增强各自的镇静作用和影响认知功能。

（十六）超量中毒

第一代抗精神病药物过量的特征是其常见不良反应的扩大。高效价药物过量时多表现出严重的锥体外系不良反应，包括：肌张力障碍和严重的肌紧张，以及低血压和镇静。低效价药物多出现中枢神经抑制、镇静、抗胆碱能作用和低血压，临床上还可见到激越、不安、抽搐、发热，自主神经系统不良反应如：口干、肠梗阻、心电图改变和心律失常。第一代药物严重过量，可能会出现瞳孔放大，深反射减弱或无反射，或出现心动过速和低血压，脑电图显示弥漫性的低频和低电压。临床表现逐渐加重，出现谵妄、昏迷、呼吸抑制和低血压，可致休克、死亡，还可出现瞳孔缩小、体温下降、易并发肺水肿、脑水肿、急性呼吸循环衰竭和弥散性血管内凝血。

典型抗精神病药物超量中毒的诊断主要根据患者的服药史，首先查明服药时间、品种和剂量，根据临床表现及体检所见，以及体液内药物的定性和定量检测进行诊断。

典型抗精神病药物超量中毒的解救措施包括：早发现、早诊断、洗胃及支持治疗和对症治疗。这些药物过量如抢救不及时可致命，如果合并其他药物尤其是中枢神经系统抑制剂如酒精、巴比妥类或苯二氮䓬类药物，后果更严重。处理的第一步是洗胃和导泻，以 1：5 000 高锰酸钾溶液 5~10 kg 反复彻底洗胃，如果患者可以吞咽，可以使用活性炭类药物。不建议使用催吐药，因为抗精神病药物会降低催吐药物的疗效，并且这些催吐药物有可能导致吸入性肺炎，如果患者伴有头颈部的肌张力障碍，容易引起吸入性肺炎导致严重后果。抗精神病药物大多是高蛋白结合药物，脂溶性高，因此强迫利尿和血液透析效果不佳。第二步要给予支持治疗，保温、吸氧、预防感染、抗惊厥，维持水、电解质、酸碱平衡。同时给予对症治疗，如果出现低血压或休克，应该给予循环性休克的标准化治疗，抗休克、升压和扩充血容量，如果有心律失常，纠正心律。慎用中枢兴奋药物，以防惊厥发生，必要时可用美解眠 50 mg 于 100～200 ml 5% 或 10% 葡萄糖中静脉点滴或利他林 30～50 mg 肌肉或静脉注射，有助于促进意识恢复。

硫利哒嗪和美索哒嗪有类奎尼丁作用，过量可能会造成心脏猝衰和心室纤颤，这些药物半衰期较长，药物过量后需要监测心脏较长时间。

第 7 章　特殊人群精神分裂症

王继军
上海精神卫生中心

一、儿童和青少年精神分裂症

（一）概述

发生于儿童和青少年期的精神分裂症并不少见，患病率为0.5%左右。但是，13岁之前就发病的所谓"超早发分裂症"很罕见。这些患者经过恰当诊治，14%～25%获得缓解，50%～74%有持续功能损害，而复发率为80%～90%。儿童和青少年期精神分裂症的防治，是目前临床工作中的难点之一。

患者的精神症状可以归纳为三组，阳性症状、阴性症状和解体行为。阴性症状往往比较突出，并伴有显著社会功能下降。阳性症状中，幻听最常见，其他幻觉少见，妄想内容简单，与患儿语言发育和认知水平有关。年龄越大、IQ越高，阳性症状越丰富。患者从症状出现到最终被确诊和治疗，往往有2年半左右的延迟。在这个时期，幻觉和妄想性思维往往在心境障碍或物质滥用患者中更常见。鉴别诊断时要考虑：伴有精神病性症状的心境障碍、广泛性发育障碍、严重人格障碍、创伤后应激障碍、抽动症和强迫障碍。另外，通过病史、体检、神经影像学检查、脑电图和实验室检查排除一般医学状况，如急性中毒、谵妄、中枢神经病变（肿瘤、炎症）、代谢障碍和抽搐障碍等。

（二）治疗儿童精神分裂症的抗精神病药物

在儿童和青少年期，中枢神经系统内的多巴胺以及其他神经递质系统还处于持续性发育过程中，而它们在成人已经相对稳定。这种状况，使得儿童和青少年患者对抗精神病药物的反应比较敏感，包含疗效反应和不良反应。青春期发育变化显著影响脑内多巴胺等神经递质系统，并与早发精神分裂症的发生有关。这些变化包含多巴胺能细胞密度、基底核多巴胺水平、多巴胺再摄取、前额叶皮质的多巴胺输入以及纹状体中的 D_1、D_2 受体密度的降低。

美国 FDA 批准治疗儿童青少年精神分裂症的几个抗精神病药、以及临床疗效证据等见表 7-1。这些药物被批准的患者年龄范围主要是 13~17 岁，只有帕利哌酮的年龄下限延至 12 岁。

抗精神病药物的选择：应该由患儿、其父母或照料者与医生一起决定。提供适龄信息及讨论每种药物可能的利弊，包括：代谢不良反应（包括体重增加和糖尿病）、锥体外系不良反应（包括静坐不能、运动障碍及肌张力障碍）、心血管不良反应（包括 QT 间期延长）、内分泌不良反应（包括催乳素增高）及其他不适。

在治疗过程中定期和系统性监测和记录以下信息：①疗效，包括症状和行为的改变；②不良反应，某些不良反应与精神分裂症的临床特征有重叠（例如静坐不能和易激惹或焦虑之间的重叠）；③运动障碍；④体重；⑤身高；⑥腰围和臀围；⑦脉搏和血压；⑧空腹血糖，糖化血红蛋白，血脂，催乳素水平；⑨治疗依从性；⑩躯体情况。

监测儿童和青少年的躯体健康和抗精神病药物的疗效，从刚开始 12 个月直至病情完全稳定。与患儿及其父母讨论他们希望使用的非处方治疗方式。不要使用抗精神病药物的快速滴定法。不要在刚开始就合并用药，除非是短期使用（比如换药期间）。

表7-1　美国FDA批准治疗儿童精神分裂症的抗精神病药物

抗精神病药	FDA批准年份	适应年龄范围（岁）	起始剂量（mg/d）	推荐剂量（mg/d）	最大剂量（mg/d）	主要不良反应	疗效证据	推荐级别
阿立哌唑	2007	13~17	2	10	30	轻中度EPS，降低催乳素	B级	2级
奥氮平	2009	13~17	2.5	5~10	20	体重增加；催乳素升高	B级	2级
喹硫平	2009	≥13	12.5	200~400	800	体重增加；镇静和直立性低血压	B级	2级
帕利哌酮	2011	12~17	1.5	3~6	12	EPS与剂量有关	B级	2级
利培酮	2007	13~17	0.5	3	6	高泌乳素血见于82%~87%的患者；EPS与剂量有关	B级	2级
氯氮平	1989（难治性精神分裂症）		12.5	175~300	400	粒细胞缺乏或减少；低血压，头晕，流涎，油腻，心肌炎，镇静和体重增加；心电图QTc延长	C级	3级

注：EPS：锥体外系不良反应；表中药物在我国目前尚无适应证，供参考

每年对抗精神病药物的治疗历史进行回顾，包括益处和任何不良反应。

在急性期后的恢复早期，回顾精神病发作对患儿和父母的影响，制定康复计划。告知患儿及其父母，在急性发作后 1~2 年停药有高复发风险。如果要撤药，需要逐步进行，并定期监测复发迹象和症状。撤药后，至少 2 年内继续监测复发迹象和症状。

（三）　抗精神病药物的疗效和常见不良反应

针对首次发作患者或者第一次使用抗精神病药物治疗的患者，目前有随机对照研究比较了奥氮平与喹硫平、利培酮与喹硫平、氟哌定醇与奥氮平、氟哌定醇与利培酮、利培酮与奥氮平的疗效。临床疗效在不同药物之间、或不同剂量之间的差异比较小。主要差异还是存在于这些药物的不良反应方面。所有药物都引起体重增加，但是，奥氮平比喹硫平、氟哌定醇或利培酮都更为明显，奥氮平引起体质指数增加比利培酮更明显。

对于急性期患者，目前的证据支持抗精神病药在减轻精神病性症状、改善总体状况和心理社会功能方面，疗效优于安慰剂。但是，这种疗效在不同抗精神病药之间差异无统计学意义。同一种抗精神病药的不同剂量之间有时会有一些差异。例如，帕利哌酮 3~6 mg/d 优于 1.5 mg/d，利培酮 1.5~6 mg/d 优于 0.15~0.6 mg/d，阿立哌唑 30 mg/d 优于 10 mg/d。同一种抗精神病药的不同剂量之间，疗效也差异不明显，例如帕利哌酮 3~6 mg/d 与 6~12 mg/d 之间，利培酮 1~3 mg/d 与 4~6 mg/d 之间，喹硫平 400 mg/d 与 800 mg/d 之间。在治疗不良反应方面，安慰剂明显优于抗精神病药，奥氮平在体重和体质指数方面的不良反应最为突出。在其他不良反应方面，如代谢和血脂指标等，安慰剂也明显优于抗精神病药。在不良反应方面，药物低剂量也优于高剂量。不过，需要指出的是，目前抗精神病药治疗在儿童和青少年精神分裂症患者中的资料仍然很有限，临床研究质量也欠理想，样本量小，可能还有发表偏倚，因此，这方面的证据质量评级多数为"很低"或"低"。在选择抗精神病药时，主要的考虑因素是它们在不良反应与安全性方面的差异。

1. 体重增加　在青少年患者，要特别关注体重增加，风险高于成年人。过度体重增加，还会增加其他疾病风险，如血脂异常、糖尿病、睡眠呼吸暂停、高血压、多囊卵巢综合征和骨性关节炎等。所有药物均可能引起体重增加，尤其是在首次发作的患者。奥氮平引起体重增加的风险，远高于其他抗精神病药物，因此，有学者建议将奥氮平列为儿童青少年患者的二线选择。

2. 催乳素升高　青春后期患者使用抗精神病药，很容易出现催乳素升高，这与他们体内多巴胺 D_2 受体密度较低有关。催乳素水平升高，与患者性功能障碍症状之间的相关性并不明确。抗精神病药所致的催乳素升高，随着时间的推移，有可能恢复到正常水平。催乳素升高对青少年的长期影响，还需要进一步研究。

3. 代谢紊乱　抗精神病药物治疗后出现的代谢紊乱，包含三酰甘油、胆固醇、低密度脂蛋白胆固醇（LDL-C）升高和高密度脂蛋白胆固醇（HDL-C）降低，与患者体重增加和肥胖（尤其是服型肥胖）有关。由于体重增加、肥胖在儿童患者很常见，又是代谢综合征的风险因素，因此，需要严密监测儿童青少年患者的代谢紊乱指标。儿童患者出现糖尿病的风险因素有：肥胖、快速体重增加、高脂血症、冠状动脉疾病史、奥氮平或氯氮平治疗。

4. 心血管不良反应　抗精神病药尤其是氯氮平和齐拉西酮，导致心电图 QT 间期延长，增加患者室性心律失常风险。不过，目前齐拉西酮还没有获得 FDA 许可应用于儿童患者。

5. 锥体外系不良反应（extrapyramidal side effect，EPS）　儿童远较成人患者更容易出现 EPS。儿童容易出现的 EPS 的原因，是因为年龄相关的 D_2 受体密度变化。

6. 迟发性运动障碍（tardivedyskinesia，TD） 在儿童患者中，第一代抗精神病药较多引起 TD，但要注意非典型抗精神病药也可引起的 TD。Correll 和 Kane 评估了非典型抗精神病药治疗儿童患者 1 年期间的 TD 出现风险，在观察的 1 年里，有 3 例新发 TD。

7. 恶性症候群（neuroleptic malignant syndrome，NMS） 抗精神病药引起的 NMS，需要与紧张症和 5-羟色胺综合征鉴别。非典型抗精神病药也可以导致 NMS，利培酮、奥氮平和阿立哌唑都有报道。66%的病例在治疗的前 2 周出现，96%在治疗的前 1 个月出现，平均康复时间为 7~10 d，致死率为 10%~20%。Silva 总结了 77 例 18 岁以下的 NMS 病例，发现 9%的患者死亡，20%的患者留有严重的后遗症；接受低效价药物治疗的患者，结局更差；抗胆碱能药物和溴隐亭对 NMS 有益，而丹曲林无效。

8. 血液学不良反应（hematological adverse effects，HAE） 氯氮平引起的血液学不良反应，在儿童与成人相似。Gerbino-Rosen 观察了 172 例应用氯氮平治疗青少年患者 8 个月，有 23 例（13%）患者出现中性粒细胞减少（$<1.5\times10^9$/L），有 1 例（0.6%）出现中性粒细胞缺乏（$<0.5\times10^9$/L）。因此，血液学不良反应在氯氮平治疗中比较常见。

9. 抽搐或脑电图异常 与抗精神病药治疗相关的脑电图异常率，在各个药物之间差异明显，氯氮平最高（47.1%），奥氮平其次（38.5%），利培酮为 28.0%，经典抗精神病药为 14.5%，而喹硫平几乎为零。脑电图异常，与药物剂量、疗效反应之间的关系并不明显。

10. 肝毒性 一般情况下，除了非预期性的过量使用，非典型抗精神病药引起的肝功能损害比较少见。

针对儿童和青少年患者，抗精神病药治疗过程中，建议在治疗前、治疗 6 周和治疗 12 周监测以下指标：体重、身高、腰围和臀围、脉搏、血压、空腹血糖、糖化血红蛋白、血脂、泌乳素、运动障碍（锥体外系症状、静坐不能、肌张力、迟发型运动障碍）、心电图等。部分与生长发育关系密切的指标，如体重、身高、腰围和臀围等，最好绘制在生长曲线上。病情稳定进入维持治疗期后，每半年检测一次。更改新药物治疗方案时，注意及时监测以上指标。

（四）接诊和评估

接待和处理少儿患者的精神卫生工作人员，必须受过相关专业培训，有能力处理处于不同学习能力水平、不同认知水平、不同情感水平、不同发育阶段少儿的精神卫生问题。

早期干预评估，需要包含以下几个方面：①精神障碍方面，精神障碍对自身或他人造成危害的风险，酒消耗以及处方和非处方药物史；②一般医学状况方面，包括疾病史以及全身体检明确躯体疾病（包括脑器质性病变）以及可能导致精神病的处方药物治疗情况；③心理和心理社会方面，包括社交网路，人际关系和心理创伤史；④脑发育方面，社会的、认知的、运动发育及技能、包括共存的神经发育性问题；⑤躯体健康方面，包括体重和身高、吸烟、节食、运动及性健康；⑥社会方面，住所、文化和种族、休闲活动、照顾者；⑦教育和工作方面，学校出席率、学习成绩、就业和功能活动等；⑧经济方面，家庭经济状况。

与儿童青少年及他们的父母或照料者建立良好治疗关系。与患儿及家属讨论时，确保在尊重隐私和严肃的保密场合。在一个充满希望和乐观的氛围里提供帮助、治疗和护理。培养儿童和青少年的自知能力，促进他们积极参与治疗决策，支持自我管理和获得同龄人支持。

交流时尽可能运用简单的语言解释临床用语，确认儿童和他们的父母理解谈话内容。必要时借助于图片、符号、印刷品、盲文、不同的语言或符号语言进行交流。用合适的语言或形式，阐述疾病的本质及治疗方式（包括生物学及社会心理学方面的原因及治疗方法）。要考虑到精神卫生相关的病耻感和歧视。尊重青少年的性别、性取向、社会经济情况、年龄、背景及身体残疾情况，这些因素影响他们在表达精神障碍时的用语。从一家机构转介到另一家，可能会诱发患有精神病儿童及其父母的强烈情绪反应，应确保转介的连续性以及在中转期内给予适当支持。

（五）精神病风险综合征

当所遇到的儿童或青少年出现一过性精神病性症状、轻微的精神病性症状，或者其体检提示有精神病的可能，这时的首要原则是立即将他（她）转诊至儿科专业医师那里进行评估。

如果精神病诊断暂时不明确，持续监测该患儿3年内的精神症状进展和功能情况。监测的频率和周期由以下因素决定：①症状的严重程度和发生频率；②儿童或青少年的功能损害和痛苦程度；③家庭紊乱和担心程度。

可以给予认知行为治疗（cognitive behaviour therapy，CBT）。如果患儿存在焦虑、抑郁或者物质滥用，那么根据相应指南处理这些精神障碍。不主张积极使用抗精神病药物，除非症状明显并出现社会功能损害时，建议密切观察药物的不良反应。

（六）危机和危险行为的处理

当患儿出现危机或过度激动行为时，应在4 h内去精神卫生机构就医。

尽可能避免住院，和患儿及其父母或照料者一起拓展他们具有的支持系统，包括其他家庭成员和朋友；在危机中给予患儿支持，在他们的家庭环境中给予其父母或照料者支持；及早制定计划，尽可能帮助患儿维持日常活动，包括上学、工作、志愿者工作、其他职业及休闲活动。

在危机评估结束后，基于问题的痛苦程度、问题的严重性、患儿的易感性、患儿的安全问题、家庭支持程度、患儿对治疗的合作程度进行干预。干预时，要考虑患儿父母或照料者的支持和需求，在安全和可行的情况下，确保他们的需要被满足。

快速镇静与约束保护。对患精神病的儿童和青少年进行快速镇静和约束保护的精神科医生，应该经过这方面的专业培训。当患儿在急性发作期对自身或他人即刻造成危险时，应对其进行快速镇静处理。当考虑给患儿使用强效抗精神病药（如氟哌啶醇）时，需特别谨慎，特别是那些没有用过抗精神病药物的患儿，因为在这个年龄段可能增加急性肌张力障碍的风险。在快速镇静后，建议与患儿讨论他们的体验，对为何要采取紧急镇静措施作出清晰的解释。

（七）对难治性患者的处理

回顾诊断过程，确认目前的诊断是否准确。确认过去的药物治疗依从性以及是否足量足疗程治疗。回顾心理治疗干预情况，确保已经按照指南实施。已使用家庭治疗的患儿，进行 CBT 治疗；已使用 CBT 治疗的患儿，进行家庭治疗，对象包含患儿、关系密切的家庭成员。考虑疗效欠佳的其他原因，比如共病物质滥用（包括酒精），合用其他药物或存在躯体疾病。

对于先后使用了两种不同抗精神病药足量治疗 6~8 周仍然没有疗效反应的患儿，考虑给予氯氮平治疗。目前，有 3 个小样本随机对照研究提示：氯氮平临床疗效优于奥氮平或氟哌定醇。推荐氯氮平的依据，主要基于成人患者中的资料。对于氯氮平最优剂量治疗仍无效的患儿，在加用第二种抗精神病药物前，要继续回顾患儿的诊疗和躯体状况，包含氯氮平血药浓度检测。对于氯氮平的增效药物，选择不增加氯氮平不良反应的抗精神病药，疗效观察需要持续 8~10 周。

（八）康复促进和提供进一步照料的措施

精神卫生服务，应该促进患精神病的青少年有上学和工作的机会。对处于义务学龄的儿童和青少年，与他们的学校和教育机构保持联络，以确保持续提供教育。和患儿的学校及父母一起决定患儿是否需要特殊教育的评估。如果一致认为需要，向其父母解释如何申请评估并在过程中给予帮助支持。对那些超过义务教育学龄并希望就业的患儿，提供支持性就业项目信息。当他们不能胜任这些工作或不能成功就业时，建议他们参加工作相关的其他活动内容。

二、老年期精神分裂症

（一）概述

在精神分裂症患者中，约 20% 为晚发型（发病在 40 岁以后）和超晚发型（发病在 60 岁以后）精神分裂症。与年轻患者相比，老年患者整体认知损害更严重。针对他们的治疗，与年轻患者相似，药物治疗联合社会心理治疗。

药物治疗要考虑与年龄相关的生理变化，包括心输出量减少、肾小球滤过率降低、肝代谢能力降低、脂肪含量增加等。这些变化会改变药物的吸收、分布、代谢和排泄，会导致药物作用时间延长和提高患者对药物的敏感性。与年龄相关的受体活力变化，会进一步影响老年患者的药物反应。老年患者的起始剂量，应为成年人的 1/4~1/2。

在使用抗精神病药物的老年患者中，第一代抗精神病药物导致的迟发性运动障碍的年累积发生率是年轻人的 6 倍，可见于 30% 的老年患者。其他需特别关注的不良反应还有镇静、抗胆碱能效应和直立性低血压。

对于老年患者，推荐以第二代抗精神病药物替代第一代抗精神病药物。第二代抗精神病药物也有常见不良反应，尤其是镇静和直立性低血压。心输出量降低的老年患者，容易发生低血压和心律不齐。抗胆碱能不良反应还会加重那些与年龄相关的疾病，例如尿潴留、精神错乱、便泌或肠梗阻。体重增加可使他们的心血管疾病或骨关节炎恶化。泌乳素水平升高可降低骨密度，加重骨质疏松。

在老年患者中，抑郁较普遍，也引起功能障碍。虽然缺乏系统研究，但有多种抗抑郁药被普遍使用。有报道认为西酞普兰对老年患者来说，安全有效。

合并内科疾病或使用多种药物，使老年患者的治疗更加复杂。此外，与年龄相关的感知觉障碍和认知功能损害，会降低患者的药物治疗依从性。老年患者可能会无意识地服用不当剂量的药物，或在不当时间服药。

（二）药物治疗

老年患者抗精神病药物选用时需全面考虑，遵循以下原则：①首先应对老年人的精神症状进行评估，明确是否需要药物治疗；②详细了解患者既往的用药史及药物不良反应情况；③选择恰当药物，给予适当剂量，起始剂量和增加剂量要小，缓慢加量，治疗剂量一般为青壮年剂量的 1/3~1/2；④尽量避免合并用药；⑤避免随意减药、停药和加量；⑥用药安全第一，根据药物不良反应来选用药物，即尽可能选用抗胆碱能和心血管系统不良反应少、镇静作用弱和无肝肾毒性的精神药物；⑦选药时应谨慎斟酌，权衡利弊。

第一代抗精神病药物在老年患者中使用存在很大的问题，在第一年中迟发性运动障碍 TD 的发生率超过 20%，3 年中累计发生率高达 50%，而且是在低剂量药物使用时出现的。因此，老年患者的药物选择以第二代抗精神病药物为主。它们的推荐起始剂量、维持剂量和主要不良反应，参见表7-2。

表 7-2　抗精神病药物用于老年患者时的剂量推荐

药物	起始剂量（mg/d）	维持剂量（mg/d）	不良反应
氟哌啶醇	0.25~0.50	0.25~4	EPS、TD、NMS
阿立哌唑	5	2.5~15	头疼、激越、焦虑、失眠、嗜睡、静坐不能、体重增加、恶心、消化不良、便秘、呕吐
氯氮平	6.25~12.5	6.25~400 缓慢滴定	粒细胞缺乏、恶性综合征、深部静脉血栓形成和肺栓塞、糖代谢紊乱、体重增加、血清肌酸激酶增高、血脂增高、癫痫、心动过速、意识模糊、镇静、头晕、流涎
奥氮平	2.5	2.5~15	直立性低血压、镇静、体重增加、糖代谢紊乱、血脂增高、抗胆碱能作用、震颤、失眠、静坐不能、TD、NMS
喹硫平	25，睡前	50~400，睡前	镇静、直立性低血压、头晕、激越、失眠、头痛、NMS
利培酮	0.25~0.5，睡前	0.25~3，睡前	直立性低血压、心动过速、心电图改变、头晕、头痛、镇静、静坐不能、焦虑、EPS、TD、NMS
齐拉西酮	20，2 次，与饭同吃	20~80，2 次，与饭同吃	EPS、嗜睡、头痛、头晕、恶心、静坐不能、恶心、QT 间期延长

注：EPS，锥体外系不良反应；TD，迟发性运动障碍；NMS，恶性症状群

（三） 改良电抽搐治疗

对伴有明显抑郁自杀企图或兴奋躁动、拒食、木僵或幻觉妄想的患者，或药物治疗效果不明显的患者，如果他们的心肺功能等健全，可以考虑改良电抽搐治疗。

（四） 心理社会干预

患病初期可进行门诊治疗，调动家庭和社会提供心理援助和支持，消除其孤独感，增强治疗依从性。症状严重患者建议住院治疗。住院环境应安静、安全、温馨。住院期间，帮助患者建立良好人际关系，促进其康复和回归社会。

针对老年患者，在药物治疗的基础上，增加认知行为和社交技能训练综合治疗（CBSST），不仅可行而且有效，有助于进一步缓解患者的精神症状。

（五） 合并躯体疾病的治疗

老年人常伴有躯体疾病，如高血压、冠心病、糖尿病等，且有听力和视力等的下降，这些因素会影响精神分裂症的病情、治疗和预后。因此，积极治疗躯体疾病是一个重要方面，同时要注意治疗药物间相互作用。①心脏病患者，首选对心脏不良反应小的药物，如利培酮、奥氮平、喹硫平等药物。避免使用强抗胆碱能作用药物或对肾上腺素能受体作用强的药物。用药剂量应尽可能减低，并监测心电图等。②肝病患者，宜选择低毒性高效价药物，如利培酮等，剂量宜减少，监测肝功能的变化。③肾病患者，抗精神病药物治疗时应减少剂量。④糖尿病患者，尽量不用氯氮平、奥氮平等药物，宜换用其他对糖脂代谢不良影响小的抗精神病药物治疗，加强血糖监测，并请内分泌科会诊。

三、孕期、围生期和哺乳期女性精神分裂症

（一）抗精神病药物的妊娠期安全性

美国每年大约有超过 50 万妊娠或准备妊娠的妇女患有精神疾病，其中 1/3 需要在孕期使用抗精神病药。在我国，孕期使用抗精神病药物的人群数远大于美国。抗精神病药可通过胎盘或乳汁使胎儿或新生儿出现一些不良反应，如过度镇静、锥体外系反应、中毒，严重时可导致畸形，对神经行为也可能产生远期影响。但如果不用抗精神病药治疗，妊娠期病情不稳定，不仅可能会发生潜在胎盘不完整和胎儿中枢神经系统发育不良，而且也会给患者自身带来危害，甚至自杀。故在对妊娠期患者，科学合理使用抗精神病药十分必要和重要。

美国食品和药物管理局将妊娠期用药分为 A、B、C、D、X 五大类。A 类药物：已有充足对照研究未能证明妊娠期前 3 个月用该类药物会对胎儿造成风险。B 类药物：充足动物试验未能证明该类药物会对胎儿造成风险，但没有充足人体对照研究。C 类药物：动物实验已证明该类药物对胎儿会造成不良影响，且没有充足人体对照研究，但潜在利益仍支持妊娠期使用该类药物，尽管有潜在风险存在。D 类药物：人体试验已证明该类药物对胎儿会造成不良反应，但潜在利益仍支持妊娠期使用该类药物，尽管有潜在风险存在。X 类药物：动物实验和人体试验均证明该类药物对胎儿会造成不良反应，且妊娠期使用该类药物的风险明显大于潜在利益，妊娠期禁用。

精神科常用药物的 FDA 妊娠安全分级见表 7-3。绝大多数抗精神病药被划归为 B 或 C 类药物。心境稳定剂和苯二氮䓬类药物对胎儿畸型及行为影响更有密切的关系，多被归为 D 类，在怀孕期和哺乳期使用时需要更为慎重。

表 7-3　精神科药物的 FDA 妊娠安全分级

安全分级	精神科药物
A	（无）
B	氯氮平，丁螺环酮，安非他酮，马普替林，唑吡坦
C	奥氮平，帕利哌酮，利培酮，喹硫平，齐拉西酮，阿立哌，氯丙嗪，奋乃静，氟哌啶醇，氟西汀，舍曲林，艾司西酞普兰，西酞普兰，氟伏沙明，度洛西汀，文拉法辛，米氮平，多塞平，曲唑酮，多奈哌齐，加巴喷丁
D	丙戊酸钠，卡马西平，锂盐，地西泮，阿普唑仑，劳拉西泮，氯硝西泮，咪达唑仑，帕罗西汀，阿米替林，丙咪嗪，米帕明
X	三唑仑，艾司唑仑
不详	舒必利，氨磺必利

妊娠期间母体各系统的适应性生理变化，也与精神病复发和治疗有一定关系。妊娠期雌激素增加，妊娠早期主要由黄体产生，妊娠 10 周后主要由胎儿-胎盘单位合成，至妊娠末期，雌三醇是非孕妇女的 1000 倍，雌二醇及雌酮是非孕妇女的 100 倍。雌激素具有抗多巴胺能作用，可降低精神分裂症复发风险。但分娩后雌激素骤降，多巴胺能反跳性增加，精神分裂症复发率骤升，治疗上应注意这一变化。

（二）怀孕前

精神分裂症经治疗后痊愈且低剂量巩固治疗已经超过 2 年的妇女，可以考虑停药妊娠。做好停药风险评估。认真复习病史和治疗反应。如果停止使用药物，告知患者及其家属与停药相关的个人风险、怀孕期间使用抗精神病药物的安全性的证据。制定一个逐渐停药的时间表并让患者遵守，建议家属密切观察患者是否有早期复发的征兆并及时去医院就诊。

如果该患者同意继续使用有升高分泌催乳素倾向的药物，

建议监测其血浆催乳素。如果太高，可能会影响生育，可以考虑更换治疗药物。

（三）怀孕期间

给予患者心理支持。产前建议服用维他命和叶酸，以减少神经管畸型的风险。

如果患者继续抗精神病药物治疗，应予最低有效剂量和分次服药。随着怀孕期体重、新陈代谢、排泄和体型变化，给药剂量也需要调整。避免使用利尿剂和低盐饮食，避免联合用药。常规监测妊娠糖尿病，避免体重过度增加。避免使用长效抗精神病药物治疗。

在怀孕期间，精神科医生应该与产科医生紧密合作，确保患者不放弃治疗，并完成应有的监测。孕期常规随访所有评定生理健康状况和心理健康的指标。建议患者参加产前培圳班以帮助准备分娩。评估患者对照料新生儿的能力。对于照料能力受损的患者，尽早开始家属教育课程，早日建立婴儿出生后的有效支持系统。

（四）分娩前期

产科医师对于产妇服用的抗精神病药物，应该保持警觉。如果是典型抗精神病药物，那么在新生儿出生后的几天内应监测其锥体外系反应。如果产妇服用氯氮平，那么需要复查新生儿的血中性粒细胞。

（五）产后和哺乳期

产后精神症状复发风险高，原来的药物治疗需要继续，停药者需要重新开始药物治疗。

产妇服用抗精神病药物，药物会进入母乳，但浓度会大大低于母体内浓度，小于母亲的 10%，导致婴儿出现与剂量相关不良事件的可能性不大，也可以考虑母乳喂哺，需要监测婴儿的警觉程度。但是服用氯氮平者，最好避免母乳喂哺。部分患者母亲为了绝对安全，将开始药物治疗的时间推迟至哺乳期结束后，然而会导致病情反复的高风险。

　　精神分裂症女性患者生育能力较低，如果决定怀孕，停止药物治疗的复发风险大于继续治疗。对于选择怀孕的患者，使充分其知晓药物治疗的益处和风险。对于精神分裂症孕妇的临床治疗，紧密联系产科医生早期介入以降低患者怀孕期可能出现的各种风险，与产科医生讨论药物治疗选择的风险与收益，在怀孕期和分娩前后提供充足的社会心理支持，以促进最好结局。

第 8 章　精神分裂症的共病与治疗

马小红

四川大学华西医院

共病（cormorbidity）是指两种疾病同时存在，并且均符合各自相应的诊断标准。精神分裂症患者合并物质滥用的终生患病率约为50%，为普通人群的3倍。患者的物质滥用行为可能在精神病症状出现之前即表现出来，并且也可能加重精神病症状、干扰疾病的诊断和影响治疗效果。精神分裂症患者的吸烟率（70%~80%）大约是普通人群吸烟率（25%~30%）的2~4倍。研究发现，吸烟患者的糖、脂代谢紊乱明显高于非吸烟患者，严重影响患者的生活质量。另外，尼古丁能增加去甲肾上腺素水平，去甲肾上腺素增加心率、心肌传导和收缩力，从而增加心肌耗氧量，降低心肌对心脏缺血的耐受性，引发心绞痛和心肌梗死。

一、物质滥用与依赖

精神分裂症患者合并物质滥用的最常见种类为酒精和大麻。研究显示，如果精神分裂症患者合并物质滥用，那么其表现为临床症状更严重、住院次数更多、自杀风险更高，并且更可能出现躯体疾病，工作能力和社会功能更差，也可能更易出现暴力和犯罪行为。

研究表明为精神分裂症合并物质滥用的患者设计动机干预

可以有利于共病患者的转归。最近两个研究发现合并动机及行为技巧的简短干预可以减少精神分裂症谱系障碍患者的物质滥用患病率。Graeber 报道采用动机加强干预比教育干预更能提高精神分裂症及酒精使用障碍患者的物质戒断率。Sigmon 和 Higgins 曾用个体内逆向设计（within-subject reversal design）来测试基于代金券的强化干预（voucher-based contingent reinforcement）在减少大麻使用方面的作用，受试者有 7 个人（86% 是精神分裂症）。这个研究包括三个阶段：4 周的基线监测，12 周代金券干预，然后又是 4 周的基线监测。在基线监测阶段，无论尿样结果如何，患者都可以领到 10 美元的代金券。但是在代金券干预阶段，只有尿样结果为阴性的患者才能领到代金券。结果发现代金券干预阶段的尿样阴性率明显高于基线监测阶段。两个研究均提示针对精神分裂症和物质滥用的共病患者，动机和行为干预是可行的并且有益的。

对患者的自然观察研究显示，与典型抗精神病药相比，氯氮平及其他非典型抗精神病药更能够减少精神分裂症患者的酒精、大麻和可卡因使用率。Frankenburg 报告，经氯氮平治疗的精神分裂症合并酒精滥用的患者中，18 个月内 50% 的患者停止饮酒。

托吡酯（topiramate）、双硫仑（disulfiram）、纳曲酮（naltrexone）和阿坎酸（acamprosate）被证实有助于减少精神分裂症患者酒精使用严重度，但其对肝脏功能可能有不良影响，应注意监测相应血液生物学指标的变化。

二、吸烟行为

精神分裂症患者的吸烟率不仅明显高于普通人群，而且研究发现吸烟的精神分裂症患者起病年龄更早，有更明显的神经损伤。吸烟对许多抗精神病药物的血药浓度都有影响，包括吩噻嗪类、氟哌啶醇、氯氮平、奥氮平等药的血药浓度可能因吸烟而降低。烟草中尼古丁可以通过影响合成、释放、降解等环节增强中脑边缘系统多巴胺功能，理论上可以使精神分裂症症状恶化。

常用的戒烟方法包括尼古丁替代治疗（nicotine replacement therapy，NRT）、安非他酮（bupropion）、心理治疗以及抗精神病的药物治疗。

有研究者将精神分裂症或分裂情感障碍患者随机分配到为期 10 周的为精神分裂症患者开发的特殊戒烟项目（包括动员强化治疗、预防复发策略、社交技能训练以及心理教育），或者由美国肺脏协会开发的戒烟计划，所有的参与者都要同时接受 NRT。这项研究的参加训练阶段历时 12 周，还要对受试者随访 6 个月。最后发现各组之间戒烟率并无差异。有多项双盲随机对照试验进行了 9~12 周的安非他酮或安慰剂处理及认知行为治疗或戒烟支持性团体治疗。在研究的最后发现，与安慰剂组相比，这些随机分配到安非他酮治疗组的精神分裂症患者在研究结束后患者的戒断率更高。另有研究探讨了安非他酮或安慰剂联合 NRT 的效果，结果发现，与安慰剂联合 NRT 相比，接受安非他酮联合 NRT 的患者 8 周戒烟率明显高。然而，这些研究也发现患者的物质使用复发率高，复发后，这些精神分裂症患者可能需要更长时间的药物治疗以及持续充分的戒烟支持。对于想要戒烟或减少吸烟的精神分裂症患者，不管是否接受过 NRT，若服用 150 mg 安非他酮，2 次/d，持续 10~12 周，可以达到短期戒除效果。FDA 批准安非他酮用于戒烟及精神分裂症患者的戒烟。FDA 也同意戒必适（champix）用于戒烟，但是没在精神分裂症患者中进行相关随机对照研究。在安非他酮和戒必适的治疗中，针对可能会出现的神经精神病学症状（包括行为改变、敌意、烦乱、情绪低落、自杀观念及行为、自杀未遂），FDA 提出了黑框警告。2014 年版 NICE 指南中提及可以将伐伦克林（varenicline）用于诊断为精神疾病或精神分裂症患者的戒烟治疗，但同时警告使用安非他酮和伐伦克林的患者可能有增加神经精神症状的风险，需要定期监控，尤其是在最初使用的 2~3 周。

几乎所有的戒烟研究都是在社会心理干预的情况下进行的。常用的包括由美国心脏疾病协会和美国呼吸疾病协会开发的认知行为计划（包括教育、动机增强、问题解决、防止复发和行为目标设置等），以及为精神分裂症患者开发的特殊戒烟项目（包括动员强化治疗、预防复发策略、社交技能训练以及心理教育）。虽然目前的证据基础不足以推荐一个特定的社会心理方法，但我们认为患者在接受药物治疗的同时应配合戒烟教育和团体支持。

迄今为止，报道非经典抗精神病药物对精神分裂症患者戒烟行为有效，其中有关氯氮平的研究较多。Marcus 报告 13 例精神分裂症合并吸烟的患者中，经氯氮平治疗 85% 的患者减少了吸烟量或者戒烟。有趣的是，这些患者的解释不是对烟草的欲望减少，而是他们考虑吸烟的经济价值或吸烟对他们身体有害，这提示氯氮平改善了原发精神病性症状，提高了患者的认知，从而减少物质滥用。McEvoy 等发现，由氟哌啶醇改换氯氮平治疗后，当血浆中氯氮平血药浓度超过 200 ng/ml 后，精神分裂症合并吸烟的患者中 25%~35% 停止了吸烟。

三、合并躯体疾病

精神分裂症患者合并躯体疾病的发生率高，常见的包括心律失常、高脂血症和糖尿病等。合并躯体疾病患者的抗精神病药物治疗，要注意躯体疾病对相关器官和系统的损害和功能影响，可能加重抗精神病药物引发不良反应，同时需要注意药物间的相互作用。

（一）心脏病患者

首选已知对心脏不良反应小的药物，如奋乃静、利培酮、奥氮平、奎硫平等药物。尽量避免使用强抗胆碱能作用药物及对肾上腺素能受体作用强的药物。用药剂量应尽可能减低，监测心电图等。

（二）肝病患者

精神药物均在肝脏内代谢，肝功能受损时药物代谢将受到影响。需用抗精神病药物治疗时，宜选择低毒性高效价药物，如奋乃静、氟哌啶醇、利培酮等，剂量宜减少。一项对精神分裂症患者合并肝脏疾病的治疗研究，采用常规抗精神病药治疗 4 周后换为单用帕利哌酮缓释剂治疗 5 周，结果发现在能够继续改善患者精神病性症状的同时，对肝功能并无明显不良影响。

（三）肾病患者

精神药物由肾排泄，肾功能受损时，药物排泄减慢，抗精神病药物治疗时应减少剂量。

（四）糖尿病患者

精神分裂症患者糖尿病患病率高于一般人群，现已知在非典型抗精神病药中，氯氮平、奥氮平引发糖尿病的风险为高度，利培酮、喹硫平的风险为中度，齐拉西酮最低。美国糖尿病协会（ADA）和美国精神病协会（APA）均建议在对精神分裂症患者治疗的初期应测量患者的体重、腰围、血压、血糖、血脂水平，并询问有关肥胖、糖尿病、高血脂、高血压和心脏疾病的家族史。在治疗的前 3 个月，应每月监测体重，3 个月后进行一次血液生化指标检测，此后也应该每年都进行一次血液生化指标检测。如果患者出现体重显著增加，血糖或者血脂水平增高，首选的措施可以考虑换用其他抗精神病药。处理建议参见"第六章抗精神病药物的不良反应与防治"章节。如果有必要，请内分泌科会诊。

第 9 章　精神分裂症的康复

杨甫德　崔　勇

北京回龙观医院

精神分裂症的治疗与康复是分不开的，康复的过程本身对精神分裂症起着正性作用，治疗和康复具有相互补充的作用。Kopelowicz A 和 Liberman R.P 于 2003 年提出整合治疗（integrated treatment）的概念，认为精神分裂症治疗与康复一体化，应该是一个无缝隙的过程，包括药物治疗、社会技能训练、家庭心理教育、主动式社区治疗、支持性就业以及对共病的整合治疗等。有证据表明，在精神分裂症患者的疾病不同阶段采用最佳的药物治疗和心理社会治疗有效的结合，可使精神分裂症患者的康复结局和社会功能得到有效改善。

一、精神康复概述

（一）康复（rehabilitation）与精神康复（psychiatric rehabilitation，PsyR）

康复指综合地、协调地应用医学的、社会的、教育的、职业的和其他方面的措施，对残疾人进行训练和再训练，以减轻致残因素所造成的后果，尽量改善其社会功能，使残疾人的能力得到提高，恢复或最大限度地发挥其功能水平，进而以平等的权利参加社会生活，充分完成与其年龄、性别、社会与文化因素相适应的正常角色，履行应尽的社会职责。

精神康复就是精神疾病的康复，Anthony（1978 年）定义为：精神康复的总任务是帮助精神残疾者适宜地重返社区和保持精神残疾者原有的能力以便继续在社区中起作用。Bennett（1983 年）提出，精神康复是指一个帮助精神残疾者的过程，即促使最大限度地使用其保留的能力，以便尽可能正常地起作用。Anthony 和 Liberman R. P（1986 年）比较全面地阐述了概念范围，他们认为：精神康复是通过学习（训练）措施和环境支持，尽可能使社会性及职能（职业）性角色功能恢复到最大限度；当恢复功能受到持续性缺陷与症状的限制时，应致力于帮助该个体对象获得补偿性的生活、学习和工作环境（如庇护工场、中途宿舍等），将其功能调整或训练到实际上可达到的水平。精神康复应在精神疾病急性发病或加重后立即开始；而专业人员的目标是：维持长时间症状改善，建立或再建立人际关系与独立生活技能，以及帮助个体对象达到满意的生活质量。同时，强调不能忽视患者生活环境中的自然照顾者，如家庭成员、亲友及寄宿处工作人员等，家庭干预可降低精神分裂症的复发率和再住院率。Anthony（1993 年）认为，精神疾病的康复与躯体疾病的康复一样在原则上包含两项基本干预，即发展技能和发展环境支持；指出精神残疾者的技能与康复训练后果显著相关。

美国精神康复协会（USPRA）（2007 年）将精神康复定义为：精神康复是促进被确诊患有严重影响功能的任何精神健康状况的个体复原、融入社会和提高生活质量。精神康复服务是协作的、以人为导向的和个性化的，是人类服务的重要元素，并且应当以证据为基础。精神康复专注于个体发展技能和需要的资源，以提高他们成功和满意地生活、工作、学习和选择的社会环境的能力。

精神康复也称为心理社会康复，着眼于个人的心理和社会需要，而不仅仅是关注疾病的表现，精神康复采用的是整体的康复策略。精神康复的最新发展融入了"复原"的概念。

（二）复原（recovery）

复原是一个独特的个人经历，这个经历包括改变个体的态度、价值、感觉、目标、技巧和角色。通过这些改变，患有精神疾病的个体能够在疾病的限制中享受到生活的满足感与希望。也就是说，复原就是指患者虽然受到疾病的影响，还可以过着有意义和有目标的生活。

对躯体疾病来说，复原指的是治愈或称痊愈，而对精神障碍来说复原指的是重整精神障碍者的人生目标，适应精神障碍给他们带来的影响。复原是精神康复过程的最终目标。美国著名的精神康复专家 Deegan（1988 年）指出，如果精神障碍者能够接受疾病是一个事实，也是他们现实生活中的一部分，那便是他们康复过程中的一个成功开始。

由于受疾病的影响，精神障碍患者在自我形象、与亲友的关系、学习和工作方面都有不同程度的损害。病程和病情对患者的损害程度也不一样。因此，仅以症状的缓解程度去判断患者的恢复是不够的，还应该包括工作、学习、家庭生活、闲暇活动和独立生活等维度。另外，患者在康复之路上也会面对歧视、症状、缺乏经济支持、应对压力能力不足等问题，因此，掌握不同的应对技巧，如：关于疾病和治疗的心理教育、针对服药依从性的认知行为方法、发展疾病复发预防的计划、强化社会支持和社交技能训练、残余症状的处理方法等都是全面康复的重要组成部分。

复原概念给我们的另一个提示是，每个人的复原之路是独一无二的。由于复原是基于开发一个人新的自我形象，一个人达到复原的目的有许多不同的道路，所以，我们的精神康复服务与每个人的恢复过程的独特性密切相关，有效的精神康复服务方案要尊重多样性，提供多样的个性化的服务。"一刀切式"（"one size fits all"）的服务可能会更容易，操作更经济、方便，但是，尤其是从长远来看，实质上这种康复服务起到的效果较差。

（三）精神康复目标、价值观和指导原则

精神康复的目标：①复原；②社区融合；③生活质量。

精神康复的价值观：①自我决定和赋权；②个体的尊严和价值；③乐观，每个人都有能力复原、学习和成长；④健康；⑤文化多元化；⑥提供重要的社会角色和正常化的环境。

精神康复的指导原则：①人本方法；②服务提供者和服务使用者之间的伙伴关系；③与家庭和其他重要人员的合作；④利用同伴支持；⑤利用自然环境支持；⑥聚焦优势；⑦聚焦工作和职业发展；⑧评估精神康复者选择的目标与环境的关系；⑨强调与目标相关的技能培训、资源开发和环境的改善；⑩整合治疗与康复服务；⑪持续的、可接受的、协调的服务；⑫实证取向。

二、精神康复服务

（一）精神康复过程的特征

1. 由康复对象主导　康复对象作为康复服务的消费者应积极参与到精神康复过程的每一个环节，从康复目标选择、开发、和实施策略，促进目标实现。医生设定的目标，如果没有真正从康复对象的角度来考虑，即使最好的意图，也不可能激励他们完成康复计划。所以，医生应该与康复对象有一个共同的康复目标。这是一个选择的过程，医生与康复对象拥有同一个目

标，有助于激发康复对象对其完成康复计划的成就感。

Cohen 和 Mynks（1993 年）认为，精神康复服务不是"给"（to）康复对象，而是要"跟"（with）他们一起做。康复对象参与评估、计划和干预阶段的康复过程也是成功的关键，如果精神康复从业者决策和制定计划没有康复对象的参与，一些重要的信息可能会有遗漏，依照现有信息制定的康复计划可能就不符合康复对象的意愿，康复过程就很难顺利进行。例如，如果康复对象喜欢动物和一些文书和医疗教育，但又对猫非常恐惧，他可能不是一个在动物医院工作的最好人选，一旦被安排他到动物医院参与康复活动，他执行康复计划就大打折扣。最重要的原因康复对象参与精神康复过程是促进其复原，对许多康复对象来说，能从精神康复从业者那儿获得机会，对自己的生活做出有意义的选择、支持和鼓励，是他们恢复旅途的一个重要组成部分。复原，毕竟是精神康复过程的最终目标。

2. 环境的选择　与医疗评估要评估一个人的整体健康不同，精神康复评估面向康复对象的环境的选择。简而言之，他们关注怎样使康复对象在他选择的特定环境中过着使他感到成功和满意的生活、工作、学习、社会交往。针对特定环境，康复任务更相关和更易于管理。在所选择的环境中只有必要的技能和资源得到成功的发展，症状或消极行为在所选择的环境中不会成为突出问题。这个策略是与那些试图帮助康复对象在各个领域做好职业准备，不考虑某项工作的具体特点的一些职前培训工作的重点有着明显的区别。

精神康复从业者的行为对环境的要求和特点进行评估，并可能会试图修改这些作为整个计划的一部分，而不是仅仅着眼于个人和他的残疾。在工作环境中，这样的修改可能包括弹性工作时间，更频繁的休息，或减少干扰工作空间。1990 年《美国残疾人法案》强调了环境评估和改善的重要性，要求协助残障人士"合理安排"工作。这些"合理安排"通常以改变环境或政策的调整来帮助残障人士有效地工作。

3. 承担有价值的社会角色　这个概念是把重点放在康复对象的一生中，可能会是在康复过程中有针对性的某个具体方面。精神康复从业者除了注重康复对象在选择的生活、学习、工作和社会环境中帮助他们承担一定的角色，还要那些在社区环境中有价值的特定角色。例如，一个过去十年居住在精神病院或监督小组的康复对象回家想搬到他自己的公寓，精神康复从业者会帮助他获的所需要的技能和资源适应新的生活环境，这个人也可能想学习如何成为一个好邻居，这样他要接受社区的其他用户。"好邻居"是一个有价值的社会角色，将促进社会接受。精神康复服务旨在帮助康复对象在成功的承担他们有价值的角色。

（二）　精神康复过程

1. 第一阶段：康复诊断　精神康复过程始于诊断阶段，说起诊断，我们可以想象一个医生观察症状进行体检。这些可能会导致这样的结论：一个人有一个特定的身体疾病，如糖尿病或精神分裂症等。当他们明白一个精确的精神病诊断需要临床医生开出最有效的药物或心理疗法，精神康复从业者并不特别关注症状或临床评估诊断标签。相反，他们想要收集特定的信息--生活、学习、工作、或社会环境中一个人需要的功能。他们也想确定需要哪些技能和资源功能有效地选择环境。因此，精神康复诊断是根据患者的整体康复目标而进行的评估，内容包括功能性评估和资源评估。功能性评估是评估患者在特定环境下拥有或者缺少的技巧，Charles Rappo 和他的同事（1997年）强调，精神康复医生把注意力聚焦在患者的长处上比聚焦在缺陷上更重要。资源评估指一些能够帮助患者达到目标的资源，譬如：交通工具、特殊训练等。

对于某些人，直到他们准备确定一个有意义的目标，并致力于实现这一目标的工作，康复诊断才能成立，因此，就绪评估、参与活动、促进准备也可能是诊断阶段的必要组成部分。精神康复准备指的是个人的愿望和动机参与康复过程。如果没有这样的意愿或动机，个人不会采取行动来实现一个目标。精神康复从业者在访谈过程中评估患者预备进入治疗的程度，继而制定康复方案。Cohen（1992年）建议，就绪评估应该包括以下五个因素：①改变的需要；②改变的承诺；③对环境的意识；④自我意识；⑤与康复师的关系。康复对象的就绪评估分数越高，康复的成功机会便越高。

2. 第二阶段：康复计划 康复计划是指康复对象生活上需要拥有的一些技巧和目标方案，其内容包括康复对象选择的生活环境、功能评估和资源评估、康复对象达到康复目标的最佳途径。康复计划应确定已设置的整体康复的目标。它也应该列出一些在功能和康复评估中发现的关键技术和资源的缺陷，以确保康复过程从诊断阶段到规划阶段保持连续性。虽然有些人可能需要学习和练习很多的技巧，掌握了大量的资源，以达到整体康复的目标，最好的办法通常是在几个技能或资源上开始。

3. 第三阶段：康复干预措施 精神病康复过程的第三个阶段是介入阶段，康复干预措施是指获得所需技巧、行为、资源的策略，撰写的康复方法、方式需具体、客观、可以测量，并包含时间描述。其中康复对象和精神康复提供者共同确定和采用特定的干预策略，以支持实现确定的康复计划目标。这个信息也被记录在康复对象的康复计划中。康复干预的主要类别是技能发展和支持或资源的开发。支持精神康复过程中的一些的干预方法将在下面的内容中进行描述。

（三）评估康复进程

与康复对象一起制定明确的康复目标是非常重要的，这有助于帮助康复对象澄清他所能达到的和获得成功的策略，康复计划制定后，其长期目标应该是按照一定的顺序逐渐减少特定的任务，逐步引导康复对象实现整体康复目标。

定期地评估康复进程是康复过程的重要组成部分，确保短期目标不断接近整体康复目标。这样，康复对象能感到自身的进步，康复从业人员同时也能及时判断干预策略是否继续进行。精神康复服务的提供者原则上每周评估康复对象的康复训练的进度。他们大约每3个月坐下来与康复对象进行深入讨论整个康复计划，以确保他们持续追踪和对康复计划做必要的更新。但是应当指出的是，进展评估和康复计划的评价的时间不是固定不变的，应取决于康复对象的个人需求以及机构的政策和地方政府的规定。如果短期目标是客观的、有时限的、容易量化和可衡量的，那么，评估康复进程是否取得进展就非常容易了。

当所有的个人康复计划中规定的目标都采用易于衡量的形式，评估康复计划是否取得进展就很容易，并且能给康复对象提供清晰的反馈。如果康复对象和康复从业者共同判定康复进程朝着一个目标，那么，可以对康复进度给予积极的肯定。一旦目标实现，就可以设置新的目标。然而，如果康复进程未取得进展或太慢，关键的任务是确定造成这种情况的原因。有时候，康复从业者不去考虑这个问题，而是认为需要更多时间才能达到现有的目标。虽然有可能出现这种情况，但不应该妄下这样的结论，康复从业者和康复对象应当深入探讨，进一步明确缺乏进展的可能的原因。这也可能是在康复计划开始时没有明确的特定的技能缺陷。缺乏进展康复对象和精神康复从业者都会感到沮丧，有时也难以确定为什么尚未取得进展。康复对象的康复进程达不到预期目标，除了提供的干预不适合外，还有很多原因，由于康复对象不明白所要达到的目标与整体目标之间的关系，他可能对特定的目标失去了兴趣。或者，它可能是康复对象想要达到的目标，但还没有做好准备。

三、精神康复的措施与方法

（一）心理教育（psychoeducation）

人们对精神疾病患者多持负性态度，认为患者具有危险性、不可预料性和暴力倾向，尤其是精神分裂症患者。这种态度不仅加重了精神分裂症患者的病情，也影响了患者的心理健康，使其产生自卑、退缩、病耻感等心理问题。这种影响不仅限于患者本人，还波及其家属，有研究显示，精神分裂症患者家属中抑郁、焦虑的发生率显著升高。患者症状减轻后，一般主要是在社区和家里接受治疗，但是，患者及家属对精神分裂症的认识是有限的，比如常常会问："应当如何治疗护理？复发的征兆是什么？"这些都是精神分裂症患者家属应当了解的，因此，医护人员需要将疾病康复方面有用的信息传递给患者家属，让他们了解相关知识。由于人们对精神疾病存在偏见和误解，多数精神分裂症患者和家属虽然迫切地需要有关精神分裂症方面的知识，却不愿主动地寻求帮助，因此，对其进行教育特别是心理教育是必要的。心理教育是由精神卫生工作者向精神分裂症患者和家属传授有关疾病的系统化和结构化的信息，以协助其更有效地应对疾病，其内容不仅包括疾病的病因、诊断、症状、治疗和预后等，还涉及家庭支持、危机干预等方面的知识。心理教育的核心是通过教育增加患者和家属有关精神分裂症的知识，帮助其正确认识疾病，维护和增强患者及家属的心理健康。

研究表明家庭心理教育可以让患者的病情恶化或住院推迟6~9个月，家庭心理教育包括家人支持、教育，在危机时刻寻求帮助、训练一些解决问题的技能，这些都可以减少精神分裂症患者的复发，同时也减轻了家庭的负担。心理教育项目使患者2年内的再住院率从58%降至41%，住院时间从78 d降至39 d。

其他研究着重研究那些没有病情恶化的患者个人，发现家庭心理教育可以提高精神分裂患者的社交及职业成果，减少压力，加强家庭成员对于患者能提供的专业支持及社会支持。短于6个月的家庭心理教育也对患者有积极作用，包含治疗依从性的提高，对于家庭成员，家庭心理教育增长了他们的精神分裂症的知识，改善了家庭关系。

心理教育可以在医院、社区或患者家中进行，可以仅家属参与，也可以患者和家属共同参与。

（二）家庭干预（family intervention）

家庭是精神分裂症患者一生中最坚实的支柱。大约60%的出院患者要返回到家庭中生活。家庭关系与家庭支持的好坏是影响精神分裂症患者康复结局的重要因素。测量家庭态度的指标是情感表达，处在高情感表达环境（对患者经常批评、责骂、显示激动或敌意）和缺乏关爱的家庭，患者复发率较高，患者在这种环境中生活的时间越短，复发的危险性就越小。家庭干预把治疗的重点放在改变家庭成员的人际关系上，治疗的过程是去发现与个体心理障碍发生、发展有关的家庭内部因素。家庭干预主要包括：提高家庭对疾病的认识；支持、关心家庭中的照顾者；促进家庭中其他成员的成长；教会家庭一些具体的应对措施；促进家庭内部的交流；提高服药的依从性；减少指责和过度保护；建立对未来的自信心；鼓励家庭建立家庭以外的支持网；帮助家庭减低对疾病完全恢复的期望值。通过家庭干预治疗，可改变患者原来不适应的家庭关系，有利于患者有一个良好的居住环境。另外，对患者及家庭成员进行相关知识的健康教育，积极开展家庭治疗，能唤起良好的家庭支持与家庭互动，提高家庭的监护质量，从而提高患者服药依从性，对巩固疗效，预防复发非常重要。良好的家庭干预治疗。还能给医生及时提供患者在院外的信息，以便及时调整治疗方案，并保证药物维持治疗的有效完成。有效的家庭干预至少需要 6 个月，长期的家庭干预（大于 9 个月）可显示出持久的疗效，持续 2 年或更长。

归纳起来目前家庭干预有以下几个模式：①心理教育性家庭治疗：传授有关精神疾病的性质、发展过程和治疗等方面的基本知识。②危机取向家庭干预：主要是为了解决精神疾病急性期的问题而发展的，帮助家庭成员有效地识别当前存在的和将来可能发生的紧张因素或有潜在破坏倾向的事情，并提供可行的应付手段。③行为模式的家庭治疗：应用行为或解决问题的方法，更注重于训练整个家庭成员解决内部问题和相互交往的技能。包括关于精神分裂症的教育内容；相互交流训练，如角色扮演练习、模仿、强化；问题解决训练：指导家庭成员进行结构性解决问题方法的训练。④降低情感表达的治疗：其内容包括：精神病的病因、症状、病程以及管理这类疾病的教育；高低情感表达两种家属在内的小组治疗过程，降低高情感表达的患者家属对患者的指责性评价、敌意和过分介入等，从低情感表达的家属中学习经验；包括患者及家属在内的个别家庭治疗过程，在治疗师的帮助下学会在家庭中实际处理各种问题。

家庭干预逐渐发展为一种综合的家庭干预，干预对象得到了扩展，不仅限于患者本人，也开始包括其家庭照顾者。干预方式也发生了转变，从以专业人员提供为主过渡为在专业人员（如社区精神卫生护士）指导下的患者家庭之间的互帮互助及同伴为主导的互助，与单个家庭干预相比这种集体家庭干预形式取得了积极的效果。

（三）独立生活和社交技能训练（independent living and social skill training）

精神分裂症的患者常常表现出多种技能缺陷，如：生活技能、社交技能和工作技能等。这些技能可能由于疾病的原因从来没有良好地发展，或由于长时间的不使用而衰退。技能的缺乏阻碍了患者完成一些必要的任务，比如协调社会关系、疾病的自我管理、参加娱乐活动、理财及基本的自我照顾。技能训练涉及的内容较广，包括生活技能训练、社交技能训练、学习技能训练、职业技能训练等。

社交技能训练在国外被广泛用于精神分裂症、社交恐怖、儿童孤独症等精神障碍的治疗，本书仅涉及精神分裂症相关的治疗。几乎所有的精神分裂症患者都可以从社交技能训练中获益，既包括急性期患者，也包括慢性患者；既包括住院，也包括门诊者；既包括存在阳性症状的患者，也包括存在阴性症状的患者；既包括青年患者，也包括老年患者。虽然有的患者长期持续存在精神分裂症症状但仍然能完成训练。

Mueser 等研究发现，大约50%的精神分裂症患者持续表现出社交技能缺陷。精神分裂症患者重返社区后多存在人际关系处理困难、长期待业、生活质量下降等问题。社会和独立生活技能训练是针对患者在回归社会过程中所遇到的这些问题而设计的。

目前，有两种较为成熟的社会和独立生活技能训练模式，①Liberman R.P 的社会独立生活技能训练程式，该项训练程式包括基本交谈技巧、娱乐休闲、药物自我管理、症状自我管理4个模块。每一模块都设计了训练者手册、患者练习薄和示范录像带，专门教授一种技能。例如，在药物自我管理模块中，重点教会患者如何礼貌地向医生询问自己所服药物的种类、剂量和益处。这个程式已被翻译成23种语言，超过30个国家使用。②Bellack 将精神分裂症患者社交技能缺陷的表现概括为：不会主动发起谈话、难以表达自身情感和解决现实问题的能力差等多个方面。社交技能模式（social skills model）将社交技能总结为以下三方面：接受技能、处理技能和表达技能。接受技能指准确判读社交信息的能力，包括对表情、声调、姿势和谈话内容、上下文关系等的察觉判断；处理技能包括对社交信息的分析，以及对当前信息和历史信息（包括对方以前的社交行为方式和自己的社交经验）的整合；表达技能是指合理的语言表述，恰当的姿势、表情、动作等。精神分裂症患者缺乏流畅地配合使用以上三方面技能的能力，因而他们在建立和维持社会关系，以及独立生活和就业方面就受到了影响，并严重影响了他们的生活质量和社会功能。

（四）认知行为治疗（cognitive-behavioral therapy，CBT）

CBT 是一组通过改变思维或信念和行为的方法来改变不良认知，达到消除不良情绪和行为的结构性短程的心理治疗方法。最初主要针对抑郁症、焦虑症等精神障碍的治疗。1952 年，CBT 主要代表人物美国精神病学家 A. T. Beck 首次将 CBT 用于精神分裂症的治疗。但直到近 20 年，精神分裂症的 CBT 才被逐渐重视起来。

精神分裂症的 CBT 与对抑郁症和焦虑症的治疗相似，由治疗师和患者一起制定共同目标，然后根据目标安排具体日程。这种结构式日程在治疗的开始即制定好。CBT 治疗方式有两种：个别治疗和小组治疗，通常采用个别治疗，CBT 的时间和频率要视患者个体情况及病情而定，经典治疗时间共 15~20 h，频率为每周或隔周 1 次，每次进行 30~45 min。区别于对抑郁症和焦虑症的 CBT 治疗，精神分裂症的 CBT 治疗每次的时间更短些（15~45 min），可能会出现中断的情况，需要花更多的时间在家庭作业上，布置的作业要更具体，治疗目标要更灵活。对易激惹或混乱的患者应采用间断多次的治疗，对于存在有药物难治性症状的病例，治疗时间需要延长，可给予 6~12 个月、12~30 次治疗。英国精神分裂症治疗指南要求至少达到 6 个月。CBT 的具体的方法如下。

首先建立良好的治疗关系和对患者进行全面评估，形成治疗联盟。建立治疗关系是 CBT 的关键，通过治疗师与患者的互动，建立平等、真诚、互信、合作的治疗关系是 CBT 的基础。精神分裂症本身的特点就是患者对人与人之间的关系存在敏感、多疑、恐惧等障碍，因此要让患者明白他们的问题将会被认真对待，治疗是针对他们所关心的内容；并向患者解释治疗的意义。因此，治疗关系的建立不仅是精神分裂症 CBT 最基础、最重要的治疗内容之一，而且应贯穿于 CBT 的全过程。

接下来是 CBT 治疗的过程。针对患者的精神症状，如幻觉、妄想、社会退缩等症状进行治疗，探究患者对这些症状的体验和非理性想法，通过行为试验等检验方法，纠正患者对其症状的错误想法，用其可以接受的其他观念来代替病态思维，从而减少这些症状给患者带来的痛苦。一般包括三部分内容：①认识上的改造，治疗者帮助精神分裂症患者认识到他原先的信念是与客观现实不符合的，是感情用事的，因而是非理性的，然后帮助他进行认识上的重新建设。②情绪上的转变，即通过劝说、正确示范、系统脱敏、放松训练等方式，来帮助就诊者控制冲动、控制幻觉和妄想、摆脱抑郁、焦虑等负性情绪。③行为训练，典型的做法是布置作业，让患者去完成，作业分为课堂作业和家庭作业两种。课堂作业是指设计易携带风险的作业，让患者参与完成，例如让他在某次工作中故意完不成任务；家庭作业是指让他将日常生活引起不良情绪的事件记录下来，并把他当时的认知写下来，并自己分析理性和非理性信念。

对精神分裂症患者沿用 Beck 认知治疗的几项有对照或无对照的研究，显示了较佳的临床效果，包括幻觉和妄想症状的减少或消除。Scott 等的研究认为 CBT 能改善患者的精神病症状，特别是妄想，重点改善患者以下几方面的社会适应功能：工作、生活满意度、人际关系及家庭功能。Neil 等研究认为 CBT 对阳性症状改善不明显，但可以减少患者的阴性症状，而且症状的改善不是继发于其他症状的改善。

（五）认知矫正（cognitive remediation）

认知功能是指使用和综合基本技能的能力，这些基本技能包括知觉、记忆、思维等，是健全的中枢神经系统的基本功能。认知缺陷是精神分裂症的核心症状，70%~80%的患者存在不同程度的认知缺陷。精神分裂症的认知缺陷常常在精神症状出现之前已经存在，并在疾病过程中持续很长时间，其范围广泛，以注意力、记忆力和计划能力的损害最为常见。研究显示精神分裂症患者认知功能测验平均成绩较健康对照小2个标准差；慢性患者认知测验成绩更差。认知功能的损害是影响患者社会功能康复和疾病预后的重要因素。因此，改善认知功能，可改善社会问题的处理技巧，促进社会功能，提高生存质量，是治疗精神分裂症的重要目标。

认知矫正就是通过各种方法恢复或改善认知功能。可以采用一对一的训练，也可以是以小组形式开展治疗；可以是单纯认知技能训练，也可以是认知技能训练与其他康复训练相结合。其治疗原则是早期开展简单任务训练，以后循序渐进，不断增加任务难度。

精神分裂症的认知训练包括几种训练模式，如认知增强治疗、神经心理教育式矫正治疗、整体心理治疗、社会认知训练、计算机辅助认知功能康复等。下面分别进行简单介绍。

1. 认知增强治疗（cognitive enhance treatment，CET）
CET不仅针对精神分裂症认知功能损害，同样注重对社会认知功能的矫正。该方法主要适用于临床症状相对稳定的精神分裂症患者，一般采取小组治疗形式。其内容主要包括认知功能训练和社会认知训练两部分。①认知功能训练：一般采用计算机辅助练习，常借用CogRehab、Captain Log等软件，内容包括注意、记忆、执行功能训练，每次1 h，每周5次，通常安排2例患者一起进行计算机辅助练习，便于相互支持和鼓励，提高治疗的依从性。②社会认知训练：该训练内容不仅涉及言语表达、言语记忆、执行功能，而且还包括社会信息处理、情感认知和人际关系处理等方面。每周 1 次，每次 1.5 h，采用结构化的训练方式，包括家庭作业、现场演练、信息反馈和教育几个步骤。

2. 神经心理教育式矫正治疗（neuropsychological educational approach to cognitive remediation，NEAR）　NEAR 的理论基础是神经心理学、教育心理学、学习理论及认知心理学。其适用人群较为广泛，但是低于 4 年级阅读水平、广泛发育障碍和物质滥用患者不适合本方法。研究发现，NEAR 可以改善注意力和解决问题的能力，提高社会功能，同时，患者的临床症状也有显著改善。NEAR 过程：①初次访谈需要了解患者的主要诊断、起病时间、治疗经过、教育和职业情况以及个人喜好、学习风格和时间安排等与治疗相关的内容。②治疗前，治疗师在电脑软件的帮助下，确定患者治疗的目标和选择恰当的学习情境。③治疗前、治疗阶段和治疗后评估指标为认知功能、社会功能以及其他可能影响治疗结局的因素。④治疗方式采用小组形式，2~12 例患者和 1~2 名认知矫正师，每例患者的治疗都有个体化的治疗方案。⑤整个治疗过程为 6 个月，每周治疗 1 次，每次治疗为 3 节，每节 1 h，每节学习 2~3 个任务。每周以小组形式讨论 1 次，在讨论会上，患者分享他们的学习体会，从而促进他们将学到的知识转化为解决现实生活问题的能力。⑥通常患者完成为期 6 个月的学习后，再进行相关的职业技能训练，帮助患者就业、学习知识和独立生活。

3. 整合心理治疗（integrated psychological therapy，IPT）Brenner（1992 年）首先提出，IPT 是目前使用最普遍的认知功能矫正的方法，并且在精神分裂症患者得到了很好的应用。整体心理治疗是基于基本的认知功能损害广泛地影响了更高功能水平的社交技能、社会适应和独立生活能力这一假设。矫正神经认知功能以及相关的认知缺陷，建立独立生活、自我照料和职业技能是整体心理治疗的主要内容。整体心理治疗可以改善患者的临床症状、认知功能和社会功能；对于急性或慢性患者、住院或门诊患者都有显著的治疗作用。整体心理治疗是一种结构性的干预计划，有详细的步骤来训练认知和行为的紊乱。它包括5个模式：①认知区分：其目的是提高基本的认知功能，如注意力（选择性记忆、记忆转移、注意的持续），概念化的能力（刺激的提取、概念的区分、概念的调制、概念的回忆）。这种干预主要通过卡片的分类和口头概念的训练来实施。②社会认知：其目的是提高对社会信息的分析（集中在提高分辨相关和无关社会刺激的能力）。③信息交流：是第一和第二两个模式的"桥梁"，强调认知功能直接影响个体的信息交流，如言语交流和执行功能。④基本的社会技能及解决人际交往中的问题：这两种模式是个体技能（角色演练）练习和小组形式的问题解决练习，提高患者社会竞争水平。整体心理治疗不同于一般的计算机训练方法，它采用的是小组内互动式联系，患者学习不同的策略来完成自己的目标。

4. 社会认知训练（social cognitive training，SCT）　社会认知是指：在社会生活中，理解他人的心理状态，预测他人的想法，判断他人的行为，并指导自身的社会行为的高级认知过程。与一般认知功能相比，社会认知对社会功能影响更为显著。精神分裂症患者存在多方面的社会认知功能缺陷，表现在情感概念、社会概念、归因方式和心理理论等几个方面。社会认知训练最适合生活在社区中，临床症状稳定的精神分裂症患者。社会认知训练有两种方法：①"广泛治疗"：是由基本的认知功能训练结合社会认知训练。研究显示本方法可以改善心理社会功能和某些社会认知。②"靶向治疗"：只针对某些特定的社会认知缺陷进行训练，没有其他干预成分。Wolwer等对情感概念有缺陷的精神分裂症患者进行12节的情感识别训练，结果显示患者在面部情感概念和言语工作记忆功能得到改善。

5. 计算机辅助认知功能康复（computer-assisted cognitive rehabilitation，CACR） CACR 是通过计算机软件对患者进行认知功能的训练，从而矫正其认知缺陷的一种方法。患者借助计算机可以很方便地反复练习事先设计的标准化任务。其理论前提是：通过反反复复地训练与认知功能缺陷相关的任务，可以帮助患者改善这些功能缺陷。其优点主要有：①计算机能够提供标准化的刺激，而且比治疗师或观察者更准确、真实、客观地记录各种数据。②计算机提供的刺激内容生动、更具吸引力，有助于集中患者的注意力。③计算机能够根据患者的具体情况随时调整康复进度。④计算机能够及时、准确地对患者做出客观、准确判断并将结果反馈给患者。其主要缺点是：虽然训练后患者可以很好地完成与训练相关的任务，但是不能很好地扩展到训练场地以外的范围和场所。计算机辅助认知功能康复通常每周进行 3 次，每次持续 45～90 min。CACR 可以改善处理速度、注意、工作记忆、视觉记忆、问题解决能力。

（六）艺术治疗（art therapy）

艺术疗法是以艺术活动为中介的一种非语言性心理治疗，通过艺术让患者产生自由联想来稳定和调节情感，消除负性情绪，为精神疾病的康复服务。艺术治疗包括：美术治疗、音乐治疗、舞动治疗、陶艺治疗、心理剧治疗等治疗形式。艺术疗法有其独特的优点：①患者自身在艺术活动中边参与、边观察；②治疗过程中有转移、象征、解释、潜意识等行为融入；③可以结合患者自身表现和诉说；④治疗师以第三者出现，避免医患的直接的接触；⑤显著改善患者的苦闷；⑥非语言性的作品有助于达到表现自我，解放被压抑的情绪、欲望；⑥语言作为辅助手段，有利于缓解紧张。艺术疗法的缺点为急性期应用困难，无法强制性参与。

艺术疗法可由对成年精神疾病和精神分裂症患者具有丰富治疗经验的艺术治疗专家负责实施，治疗与管理精神疾病或精神分裂症患者。此类干预应当分组予以提供，除非患者的接受有困难，或接触和参与过程提示了相反的信息。艺术疗法需要结合精神治疗技术进行实施，后者往往包含了一些旨在提升创造性表达的活动，其通常无特定组织结构，并可由服务用户主导进行。艺术疗法的目标应当包括：①帮助精神疾病或精神分裂症患者对自己产生不同的体验，并发展出与他人交流的新渠道；②帮助这些患者表达自身的感受，并将他们的体验组织成为一个令其满意的美学形式；③帮助这些患者感知和理解在创造性工作中可能浮现的感觉（包括在某些案例中，他们如何开始拥有这些感觉），这些感觉往往以个人独有的节奏出现。

（七）职业康复（vocational rehabilitation）

精神疾病康复工作者通过帮助出院后症状稳定的精神疾病患者获取和维持职业，来帮助患者训练工作和社会技能，获取收入，增强自信和自我认同，提升生活质量，较好地回归社会。职业康复不仅是一种治疗方法，它还是一种系统，是帮助残疾人就业的重要领域。在西方，大部分的研究者认为就业是康复的重要指标。

精神疾病患者出院后在就业上面临众多的困难，特别是在获得竞争性的工作上。竞争性的工作包括如下条件：每周工作20 h以上，全职或者兼职，工作场所大部分的员工是精神正常的人，经常接触的是精神正常的个体，并且工资在最低工资线以上。Tsang 等（2000 年）发现，只有 20%~30% 的出院后精神疾病患者找到了全职的竞争性工作，但对于慢性精神疾病，就业率只有 15%。为帮助精神疾病患者出院后重新找到工作，精神康复工作者设计开发了多种职业康复方法。

1. 日间治疗（day treatment）　日间治疗指给予那些无法

参加庇护性就业或者竞争性工作的出院后精神疾病患者提供日间照顾和训练活动。主要训练内容包括：日常生活技能训练、心理教育和咨询、职前技能训练。具体训练项目包括很多手工装配活动、群体活动、娱乐休闲活动等。在日间治疗项目中，为精神疾病患者提供基本技能训练和日间照顾是首要目标，而帮助精神疾病患者就业是次要目标。很多患者在日间治疗机构接受很长时间的服务。

2. 庇护性就业（sheltered workshop）　庇护性就业指由政府、医院或者非政府组织提供工作场所，帮助出院后但暂时无法参加竞争性工作的精神疾病患者在此工作，提供实际工作培训，帮助患者逐渐适应工作，培养工作技能。Oldman（2005 年）的研究显示，庇护性就业中的患者在技能水平和自信心等方面有所改善，但获得竞争性工作的比率低于 5%，就业效果不太理想。而 Gersten 的研究发现只有 12% 的患者找到了竞争性的工作，而 2 年后仍然维持工作的只有 3%。

3. 职业俱乐部（club house）　职业俱乐部在美国纽约州发展起来，给每个参加俱乐部的患者提供模拟的工作。出院后患者可以通过他人引荐或者直接联系的方式自愿参加俱乐部，并且选择他们愿意尝试的工作。俱乐部的成员没有时间限制，可以享受永久的服务。职业俱乐部的主要目标是帮助出院的患者逐步接受教育、常规技能培训和工作训练。在这种职业俱乐部项目中，俱乐部的职员（正常人）和俱乐部成员（精神疾病患者）之间角色模糊。俱乐部成员负责操作俱乐部的日常运作，比如准备午餐等，工作时间与常规工作时间一样，没有报酬。俱乐部职员协助患者一起工作。如果俱乐部的成员认为自己已经具有足够的能力，俱乐部则帮助他们参加其他的就业计划，比如过渡性就业。在职业俱乐部中，帮助出院的精神疾病患者就业是重要的目标，但不是唯一目标。

4. 过渡性就业（transitional employment）　过渡性就业是

职业俱乐部的一种特殊形式，指康复工作者通过和雇主协商，帮助出院后精神疾病患者在真实的工作场所找到短期的工作机会。工作岗位属于职业俱乐部所有，工作时间一般短于 6 个月，每周的工作时间一般短于 20 h，患者薪水逐步提高，但往往低于最低工资水平。Henry（2001 年）研究发现，在接受过渡性就业服务之后再接受 1 年跟踪支持的患者中，30.4%的患者出院后获得了竞争性的工作岗位。这说明过渡性就业具有一定的职业康复效果，但是这些研究都缺乏对照组设计，因此缺少比较的基线值，其结果的可推广性具有一定的局限。

5. 支持性就业（supported employment） 在职业康复领域，支持性就业是最新发展的康复技术，在帮助患者获取竞争性工作方面有较好的成效。支持性就业帮助出院后的精神疾病患者尽可能地在竞争性市场中找到并从事他们喜欢的工作，从专业工作者那里得到所需技能的培训，和正常人一起工作并获得经济收入，并且得到长期的持续支持。Drake 和 Becker 提出的个体支持性就业（individual placement and support，IPS）是目前最为典型、应用最广泛的一种支持性就业方法。IPS 采用了"安置-培训"的方式，显著地提高了精神病患者的求职成功率。IPS 包括 6 个原则：①将康复治疗整合到精神卫生治疗中；②治疗目的是帮助患者在正常的工作环境中获得竞争性的工作；③参与者立即参加工作，而不是经过长期的职前培训再就业；④根据患者实际的工作经历提供持续服务；⑤跟踪支持服务没有时间限制；⑥根据患者的偏好和选择，提供针对性的服务，而不是根据服务提供者的主观判断。IPS 包括 6 个步骤：①引荐患者；②和患者建立关系；③职业测评；④个体求职计划；⑤获得工作；⑥持续跟踪支持。

近来关于支持性就业的研究进一步证明它在帮助精神分裂症患者获得竞争性就业机会、挣更多工资、工作更久等方面扮演着重要角色。如果可以提供支持性就业的模式，患者的工作结果会更好，近期研究旨在通过增加包含认知矫正、社交技能训练、认知行为治疗的支持性就业模型，以此来让患者能够进行长期工作以及达到经济独立。

（八）支持性教育（supported education）

精神分裂症多发病于青少年，据美国一项研究显示，至少有 400 万人因为起病早而无法完成本科学位，因为患上精神疾病而无法继续学习的情况在中国可能更为严重。精神疾病患者在生活上往往属于低收入的一群，因为无法完成大学学业，不但让人感到失败、羞耻和失望，而且竞争力低、缺乏就业机会。

首个支持性教育项目出现在美国波士顿大学，患有精神疾病的青年人被安排到校园上课，接受教育和就业训练，最后在大学工作。Unger 在 1990 年制定出 3 个支持性教育模式，分别是：①独立的教室：集中一批精神疾病患者一起学习统一的课程；②在校支持模式：帮助在校患有精神疾病的学生使用教学资源；③流动支持模式：由流动支持工作者提供个人化教育支持。Mowbray 等（2003 年）指出，美国现存超过 100 个不同类型的支持教育项目，并归纳为全会所模式、部分会所模式、在校模式和独立模式。

（九）支持性居住（supported housing）

早期美国为精神疾病患者提供了一个名为连续统一管理方法的居住服务，为服务对象提供一系列的居住条件，如从医院到集体房屋、从集体房屋到全日监管公寓、从全日监管公寓到半监管公寓，并帮助他们转介。可是，这种服务模式需要患者不断地适应环境，形成了一定的压力，并且患者经常改变居住环境，会使患者无法把一个环境学习到的技巧应用到其他环境，这与精神康复的理念抵触，因此受到一定的质疑。为了提高患者的社区参与程度，美国在 20 世纪 90 年代为精神疾病患者提出新的居住模式——支持性居住，这个模式的精髓是让患者可以在自己选择的社区里独立生活，强调社区融入和正常化，并同时得到持续和有弹性的专业支持，这些支持包括：每周 7 d 每天 24 h 有职员帮助处理危机、经济援助、金钱管理协助、购买家具等。支持性居住降低患者的住院率、提高动机、增加希望、增强社会角色功能和加快正常化、提高生活质量。在中国，人们往往看重家庭与人伦关系，因此只有建立新家庭的人才会脱离父母，过着独立的生活。所以，目前居住问题对国内精神疾病患者尚未形成一个问题。

四、治疗联盟（therapeutic alliance）

治疗联盟是在精神分裂症患者家庭、精神科医生及社区卫生支持系统间建立的有机组织，是基于传统治疗模式的全面升级，也是对目前单纯靠药物主导治疗的有力补充。

建立良好的医患关系和构建积极的治疗联盟有利于提高患者依从性。传统的医患关系忽视了患者的主观能动性，患者缺乏表达自己意愿与体验的机会，导致患者不认同治疗计划时，不依从治疗可能是一种合理的选择。积极的治疗联盟则不同，医患之间能经常互相沟通，能了解患者不依从的原因并进行有效的干预，帮助其治疗依从并协调日常生活。Frank 和 Gunderson 调查了治疗联盟的建立和治疗结果之间的关系，结果表明那些最初 6 个月与医生建立了良好治疗联盟的患者与那些未建立治疗联盟的患者相比，更愿意接受治疗，对他们服用的药物更依从。Olfson 等在研究中也发现与医生建立了良好治疗联盟的患者中不依从者只是依从者的一半。Day 等研究进一步强调了治疗联盟的重要性。

（一）同伴支持（peer support）

同伴支持干预的发展已经得到了社会服务使用者的支持，近期在英国增加明显。但是此类干预措施在精神障碍患者方面的证据还不够充分，多数相关的研究也质量偏低。另外，不同干预项目的内容也具有颇大的差异，有些采用结构化的干预措施，有些提供更多非正式的支持。所以在这个领域迫切需要更多高质量的研究证据。

大家已经意识到在康复方面有一个关键部分，就是要加强患者的角色，他们进行的服务传递以及他们各自的经验都是有治疗意义的。这个程序已被发展为：患者传递传统的服务，然后像回报员工或志愿者一样回报他们，同时向其他患者提供支持。对等服务包含本人自助小组，网络支持小组，对等交换服务、同伴竞争或同伴合作小组。把精神分裂症患者个人作为一个向另一个患者提供支持或服务的资源。

当同伴对等的服务引起重视时，我们注意到这些形式的治疗项目与传统的以诊断驱动的治疗系统是分开的。以同伴为基础的服务或项目是不重视正式的精神科诊断的，所以，那些患者正规的精神科诊断在这些研究中适不适合还不知道。大量研究（有无同伴对等交付服务）未在结果措施上表示出明显的差异，需要注意到，我们忽略了患者样本的偏倚。值得注意的是，尽管在这些随机对照试验缺乏显著的组间差异，但是，我们看到在参与同伴提供的服务过程中，患者得到了相应的改善。研究表明，同伴间平等服务是可行的，尽管目前同伴服务的确切的好处尚不明晰，具体原因可能是：对照组不确定、样本量小以及结果的异质性。未来的工作重点不仅要研究同伴服务的优势，而且还要评估它对标准的临床结局（如症状、住院等）的效果，还有其他维度如：提高自尊、社会支持的改善以及趋于逐渐复原等。

（二）治疗性自助团体

治疗性自助团体的目的在于使患者及其家庭在治疗计划及实施方面扩大影响，能较少地依赖专业人员，减少对精神疾病的偏见，并致力于为治疗和研究精神疾病获得充分的支持。这类组织主要分为三种形式，每种形式都有自己的会员、目的及宗旨。包括：①患者自己创建的独立社团，主要目标是倡议并致力于维护患者在治疗上的选择权利，包括不做任何治疗的可能性；②治疗性自助组织，基本属于教育和认知性质的；③家属组织，多由精神分裂症家属组成，主要通过教育及倡议，使精神科的综合服务有所改善。

（三）心理社会俱乐部

这种社区照顾模式的主要功能在于积极推动患者自助和体现了反偏见价值。在俱乐部中有专职人员负责管理及做出临床判断，同时鼓励成员自己做出决策，并参与到治疗中。俱乐部的活动集中在休闲、职业及履行住所功能。这种俱乐部模式的关键在于是一种过渡形式，依靠俱乐部的成员，在娱乐、工作及居所监管范围内，逐渐承担越来越多的责任和权力。

五、精神康复的个案管理

（一）个案管理（case management）

个案管理的服务形式用于精神卫生领域最早是在 20 世纪 60 年代，当时，精神卫生服务的主流是大量关闭住院机构（非住院化运动），发展以社区为基础的服务模式。其目的是避免多种社区服务的相互脱节，提高社区服务质量，以满足患者的多种需求。个案管理有五大功能，即评估患者的需求，制订计划以满足上述需求，提供综合服务，监督并评估服务体系，随访并对患者进行评价。

个案管理主要由精神科护士和社会工作者担任。他们代表患者的利益，力求同时满足患者的生物、心理、社会需要。他们与患者定期联系，尊重患者的感受，了解患者的担心，满足患者的现实需要。他们与患者之间建立良好的关系对治疗效果至关重要，这种关系有赖于个案管理员对治疗的早期介入和评估。个案管理员的职责是协调并确保各项服务的实施。

个案管理模式可有"经纪人模式"和"治疗模式"。前者，在他人提供服务中个案管理员只是一名协调者；后者，个案管理员是治疗的主要提供者。经纪人的角色还表现在不同治疗机构间的转诊、帮助患者恢复学习和工作，或者协商社会保障事宜等。Rosen 曾描述说："个案管理将所有的治疗项目整合到一起，为患者提供综合的服务，以满足他们的特殊需求。从这个意义上说，个案管理员的职责远远超过一个服务经纪人的角色，他不是一个旅行社或者旅伴，而是一个导游、康复教练、咨询师、导师、倡导者和值得信赖的同盟者"。个案管理员应为患者的康复和预防复发制定长远目标，精神状况监测和心理教育应贯穿于疾病各个阶段。

个案管理员的具体工作目标包括：①对患者的精神状况进行连续监测；②确保患者和家属或其他照料者充分地了解疾病和治疗的实质；③帮助患者缩短病程，合理用药；④减少住院治疗所致的创伤和焦虑；⑤为继发性疾病和精神疾病共病的发生提供积极而充分的治疗；⑥帮助减少疾病对患者的心理社会环境造成的负面影响，比如人际关系、住房、教育、就业、财务保障等；⑦帮助患者康复，回归社会，重建正常生活。

个案管理的干预等级显示了个案管理员的实际作用，其基本任务是监测患者的精神症状，更为复杂的任务包括共病问题的干预和人格问题的介入等。这些任务的完成取决于疾病的性

质和严重程度，对治疗的反应、当今医疗的手段、心理和社会
困扰、精神卫生服务体系和可利用的资源等多种因素。

　　个案管理的干预具体包括以下连续过程：识别个案对象，
评估服务需求（包括治疗和护理需求、康复训练等），设计个案
管理服务方案，协调与监控服务的内容和质量，再评估服务方
案实施质量和效益，修改服务方案并重复运行。这一工作是由
一组分工不同的人员进行的，其中包括精神科医师、护士、街
道办事处工作者，有时也有志愿者参加。这时大部分医疗服务
和康复训练工作深入到患者的家庭中进行，并且提供 24 h 全天
候的服务监控。

（二）主动式社区治疗（assertive community treatment，ACT）

　　ACT 是在个案管理基础上进一步发展的一种综合性的服务
过程。主要针对每个患者的技能缺陷、资源能力以及社区生活
需要，采用一种因人而异的社区治疗。治疗由团队实施，多在
患者家中、邻舍及工作场所进行。主动式社区服务是专门为那
些适应及功能较差的精神疾病患者而设计，以利于预防复发、
增强社会及职业功能。治疗由团队人员随时实施，提供的治疗
多在患者家中、邻舍及工作场地。要帮助患者进行日常生活，
如洗衣、购物、烹饪、梳洗、理财及使用交通工具。还应尽量
支持和帮助患者寻找工作、继续学业，或安排在一个庇护性工
场内工作。做这类安排后，为了化解危机、烦恼，有利于预防
复发，工作人员继续与患者保持接触，并指导患者积极地享用
闲暇时间和运用社会技能。关键在于强调增强患者社区生活适
应（而非侧重精神病理学处理），为患者的家庭、雇主、朋友、
熟人及社区机构等自然支持系统提供支持及咨询，主动延伸服
务以确保患者处在主动式社区服务治疗程序中。主动式社区服
务还强调服药的依从性，及时与精神科医生取得联系。一些对

照研究表明，对于依从性较差的重性疾病（如精神分裂症）患者受益匪浅，而其他社会功能尚好或依从性较好的患者，则不需要这类高强度的服务。

　　在英国，一个主动式社区服务小组的年度费用（折合人民币为 750 万元），相当于 23 张病床的消耗，但所观察和照顾到的患者数明显高于住院患者，而社区费用低于住院。在美国，截至 2004 年，已有 38 个州开展了主动式社区服务。日本自 2002 年开始探索，2004 年正式实行，其利用的基础则是源自 1988 年的"家庭病床实施委员会"、1992 年实施"访问看护制度"、1996 年实施"社区照料科"，在"社区照料科"下面实行。

第 *10* 章　精神分裂症防治指南的推广和实施

杨甫德　崔　勇

北京回龙观医院

　　《中国精神卫生工作规划（2012-2015年）》（简称《规划》）指出：当前精神卫生问题仍是我国重要的公共卫生问题和突出的社会问题。1600万罹患精神分裂症等重性精神疾病的患者救治救助、服务管理问题尚未得到有效解决，精神障碍负担依然严重。要求提高精神分裂症等重性精神疾病检出率、管理率和规范治疗率，消除患者被关锁现象，降低患者因病出现的社会危害行为，并认真落实《重性精神疾病管理治疗工作规范》。由中华人民共和国第十一届全国人民代表大会常务委员会第二十九次会议于2012年10月26日通过，自2013年5月1日起施行的《中华人民共和国精神卫生法》（简称《精神卫生法》）明确规定了"医疗机构及其医务人员应当遵循精神障碍诊断标准和治疗规范，制定治疗方案"。因此，实施《中国精神分裂症防治指南》（简称《指南》）是贯彻落实《规划》及《精神卫生法》的重要内容之一。力争通过大家的共同努力，解决存在的公众对精神分裂症认识知晓率、识别率低，未治率和复发率高，以及患者受歧视，回归社会困难等问题，应提高精神疾病防治知识的知晓率和患者识别率、治疗率，降低复发率，促进患者回归社会。各级各类精神病专业机构和广大精神卫生专业人员作为我国精神卫生工作的主要力量，对实现《规划》目标起到关键的作用。

一、《中国精神卫生工作规划（2012-2015 年）》中与精神分裂症防治有关的指标

目标一：建立健全精神卫生防治体系和服务网络。

指标 1：95% 以上的县（市、区）建立重性精神疾病管理治疗网络；90% 的社区卫生服务中心、有条件的乡镇卫生院配备专兼职医务人员从事精神疾病防治工作；90% 以上的省（区、市）、60% 以上的市（地、州）组建心理危机干预队伍；100 个城市建设心理援助热线电话。

目标二：加强重性精神疾病救治和服务管理。

指标 2：重性精神疾病患者检出率达到辖区人口的 4‰，检出患者管理率达到 70%、治疗率达到 60%；精神分裂症规范治疗率城市达到 50%、农村达到 30%；完成全国重性精神疾病信息管理系统开发和部署。

目标三：开展重点人群心理行为问题干预。

指标 3：重大突发事件（灾害）直接影响人群的心理援助覆盖面达到 50%；妇幼保健机构医护人员对常见心理行为问题识别率在 2010 年基础上提高 60%；监管场所开展心理行为问题干预的比例达到 50%。

目标四：提高精神卫生知识知晓率。

指标 4：普通人群心理健康知识和精神障碍防治知识知晓率达到 60%；在校学生心理保健核心知识知晓率达到 50%。

二、落实《中华人民共和国精神卫生法》，依法协调多部门参与精神疾病防治工作

（一）《总则》规定的各部门的职责

第六条 精神卫生工作实行政府组织领导、部门各负其责、家庭和单位尽力尽责、全社会共同参与的综合管理机制。

第七条 县级以上人民政府领导精神卫生工作，将其纳入国民经济和社会发展规划，建设和完善精神障碍的预防、治疗和康复服务体系，建立健全精神卫生工作协调机制和工作责任制，对有关部门承担的精神卫生工作进行考核、监督。

乡镇人民政府和街道办事处根据本地区的实际情况，组织开展预防精神障碍发生、促进精神障碍患者康复等工作。

第八条 国务院卫生行政部门主管全国的精神卫生工作。县级以上地方人民政府卫生行政部门主管本行政区域的精神卫生工作。

县级以上人民政府司法行政、民政、公安、教育、人力资源社会保障等部门在各自职责范围内负责有关的精神卫生工作。

第九条 精神障碍患者的监护人应当履行监护职责，维护精神障碍患者的合法权益。

第十条 中国残疾人联合会及其地方组织依照法律、法规或者接受政府委托，动员社会力量，开展精神卫生工作。

村民委员会、居民委员会依照本法的规定开展精神卫生工作，并对所在地人民政府开展的精神卫生工作予以协助。

国家鼓励和支持工会、共产主义青年团、妇女联合会、红十字会、科学技术协会等团体依法开展精神卫生工作。

第十一条 国家鼓励和支持开展精神卫生专门人才的培养，维护精神卫生工作人员的合法权益，加强精神卫生专业队伍

建设。

国家鼓励和支持开展精神卫生科学技术研究，发展现代医学、我国传统医学、心理学，提高精神障碍预防、诊断、治疗、康复的科学技术水平。

国家鼓励和支持开展精神卫生领域的国际交流与合作。

第十二条　各级人民政府和县级以上人民政府有关部门应当采取措施，鼓励和支持组织、个人提供精神卫生志愿服务，捐助精神卫生事业，兴建精神卫生公益设施。

（二）心理健康促进和精神障碍预防的要求

第十三条　各级人民政府和县级以上人民政府有关部门应当采取措施，加强心理健康促进和精神障碍预防工作，提高公众心理健康水平。

第十四条　各级人民政府和县级以上人民政府有关部门制定的突发事件应急预案，应当包括心理援助的内容。发生突发事件，履行统一领导职责或者组织处置突发事件的人民政府应当根据突发事件的具体情况，按照应急预案的规定，组织开展心理援助工作。

第十五条　用人单位应当创造有益于职工身心健康的工作环境，关注职工的心理健康；对处于职业发展特定时期或者在特殊岗位工作的职工，应当有针对性地开展心理健康教育。

第十六条　各级各类学校应当对学生进行精神卫生知识教育；配备或者聘请心理健康教育教师、辅导人员，并可以设立心理健康辅导室，对学生进行心理健康教育。学前教育机构应当对幼儿开展符合其特点的心理健康教育。

发生自然灾害、意外伤害、公共安全事件等可能影响学生心理健康的事件，学校应当及时组织专业人员对学生进行心理援助。

教师应当学习和了解相关的精神卫生知识，关注学生心理健康状况，正确引导、激励学生。地方各级人民政府教育行政部门和学校应当重视教师心理健康。

学校和教师应当与学生父母或者其他监护人、近亲属沟通学生心理健康情况。

第十七条 医务人员开展疾病诊疗服务，应当按照诊断标准和治疗规范的要求，对就诊者进行心理健康指导；发现就诊者可能患有精神障碍的，应当建议其到符合本法规定的医疗机构就诊。

第十八条 监狱、看守所、拘留所、强制隔离戒毒所等场所，应当对服刑人员，被依法拘留、逮捕、强制隔离戒毒的人员等，开展精神卫生知识宣传，关注其心理健康状况，必要时提供心理咨询和心理辅导。

第十九条 县级以上地方人民政府人力资源社会保障、教育、卫生、司法行政、公安等部门应当在各自职责范围内分别对本法第十五条至第十八条规定的单位履行精神障碍预防义务的情况进行督促和指导。

第二十条 村民委员会、居民委员会应当协助所在地人民政府及其有关部门开展社区心理健康指导、精神卫生知识宣传教育活动，创建有益于居民身心健康的社区环境。

乡镇卫生院或者社区卫生服务机构应当为村民委员会、居民委员会开展社区心理健康指导、精神卫生知识宣传教育活动提供技术指导。

第二十一条 家庭成员之间应当相互关爱，创造良好、和睦的家庭环境，提高精神障碍预防意识；发现家庭成员可能患有精神障碍的，应当帮助其及时就诊，照顾其生活，做好看护管理。

第二十二条 国家鼓励和支持新闻媒体、社会组织开展精神卫生的公益性宣传，普及精神卫生知识，引导公众关注心理健康，预防精神障碍的发生。

（三）以《指南》作为治疗规范，作为制定治疗方案的依据

第三十九条　医疗机构及其医务人员应当遵循精神障碍诊断标准和治疗规范，制定治疗方案，并向精神障碍患者或者其监护人告知治疗方案和治疗方法、目的以及可能产生的后果。

三、广泛开展《指南》宣传和培训，提高专业人员防治重点精神疾病的业务水平和工作能力

（一）利用建立在中央、省、地（市）、县（区）的国家精神卫生工作网络，开展《指南》逐级培训和推广。

（二）发挥相关的精神卫生学术团体和组织的优势，利用学术会议、学术活动、学术期刊等多种形式开展培训和宣传。

（三）强化各级各类精神专科医院之间的业务联系，健全业务技术指导系统及患者转诊治疗系统。通过对指南的推广让患者了解更多有关精神障碍的基本知识，包括症状表现、治疗手段、预后及康复。尽量让患者心中有数，提高对治疗的依从性，鼓励面对现实积极生活的态度和主动求医的行为。

四、开展健康教育，提高重点精神疾病防治知识知晓率

（一）各级精神卫生专业机构、综合性医院、基层医疗卫生机构、精神卫生相关学会和协会要主动开展精神卫生宣传和咨询服务，为其他部门和单位开展宣传教育活动提供教材、资料和技术帮助，形成宣传教育的服务网络。

（二）开展精神分裂症的公众教育。健康教育的目标：①提

高社区人群的精神分裂症及其防治知识的知晓率；②提高社区人群对精神分裂症的识别率；③提高精神分裂症患者就诊率和治愈率。健康教育的方式和形式为：①口头宣传；②文字宣传；③上层动员。健康教育的内容和策略：精神分裂症防治知识的宣传教育的对象一般包括所有的社区人群，属于普及性宣传。但对于各级政府及相关部门的领导；社区、企事业单位、街道居民委员会、乡镇村民委员会的基层干部；患者的亲属、朋友、邻居、教师、同学或同事；辖区的公安干警、司法人员；基层医疗卫生机构的卫生保健人员等，开展针对性的宣传尤其重要。为此，要根据不同对象，采取不尽相同的宣传内容和策略。

五、多渠道筹集资金，共同促进《指南》椎广

按照多渠道筹措资金，共同促进中国精神卫生事业发展的原则，积极争取政府在重点精神疾病的健康教育、专业人员培训、患者治疗和社区康复等方面的投入。同时，大力提倡社会福利组织和团体、学术团体、企业等，以《指南》为指导，在提高精神分裂症防治水平的各个方面提供多种形式的投入。

六、加强《指南》实施信息收集与评估，增强《指南》的指导性

1. 定期收集使用单位和使用人员的意见和建议。
2. 组织开展实施督导和培训督导，指导基层提高防治技术水平。
3. 针对具体问题开展专题调查。
4. 组织实施效果评估。

参 考 文 献

[1] Flint J, Munafò M. Schizophrenia: genesis of a complex disease. Nature, 2014, 511 (7510): 412-413.

[2] Morris SE, Insel TR. Reconceptualizing schizophrenia. Schizophr Res, 2011, 127 (1-3): 1-2.

[3] Insel TR. Rethinking schizophrenia. Nature, 2010, 468 (7321): 187-193.

[4] Robert E, Stuart C, Glen O. The American Psychiatric Publishing Textbook of Psychiatry. 5th, American Psychiatric Publishing, 2008.

[5] Hall J, Trent S, Thomas KL, et al. Genetic risk for schizophrenia: convergence on synaptic pathways involved in plasticity received. Biol Psychiaty, 2015, 77 (1): 52-58.

[6] Krystal JH, State MW. Psychiatric disorders: diagnosis to therapy. Cell, 2014, 157 (1): 201-214.

[7] Meyer-Lindenberg A. From maps to mechanisms through neuroimaging of schizophrenia. Nature, 2010, 468 (7321): 194-202.

[8] 赵靖平主编. 精神分裂症. 北京：人民卫生出版社, 2012.

[9] 徐一峰主编. 实用精神医学丛书-精神分裂症. 北京：人民卫生出版社, 2012.

[10] Emsley R, Medori R, Koen L, et al. Long-acting injectable risperidone in the treatment of subjects with recent-onset psychosis: a preliminary study. J Clin Psychopharmacol, 2008, 28 (2): 210-213.

[11] Hough D, Gopal S, Vijapurkar U, et al. Paliperidone palmitate maintenance treatment in delaying the time-to-relapse in patients with schizophrenia: a randomized, double-blind, placebo-controlled study. Schizophr Res, 2010, 116 (2-3): 107-117.

[12] Gopal S, Gassmann-Mayer C, Palumbo J, et al. Practical guidance for

dosing and switching paliperidone palmitate treatment in patients with schizophrenia. Curr Med Res Opin, 2010, 26 (2): 377-387.

[13] Kishimoto T, Nitta M, Borenstein M, et al. Long-acting injectable versus oral antipsychotics in schizophrenia: a systematic review and meta-analysis of mirror-image studies. J Clin Psychiatry, 2013, 74 (10): 957-965.

[14] Kasper S, Lerman MN, McQuade RD, et al. Efficacy and safety of aripiprazole vs haloperidol for long-term maintenance treatment following acute relapse of schizophrenia. Int J Neuropsychopharmacol, 2003, 6: 325-337.

[15] Nafees B, van Hanswijck de Jonge P, Stull D, et al. Reliability and validity of the Personal and Social Performance scale in patients with schizophrenia. Schizophr Res, 2012, 140 (1-3): 71-76.

[16] Kane JM, Sanchez R, Perry PP, et al. Aripiprazole intramuscular depot as maintenance treatment in patients with schizophrenia: a 52-week, multicenter, randomized, double-blind, placebo-controlled study. J Clin Psychiatry, 2012, 73 (5): 617-624.

[17] Detke HC, Weiden PJ, Llorca PM, et al. Comparison of olanzapine long-acting injection and oral olanzapine: a 2-year, randomized, open-label study in outpatients with schizophrenia. Clin Psychopharmacol, 2014, 34 (4): 426-434.

[18] Furiak NM, Ascher-Svanum H, Klein RW, et al. Cost-effectiveness of olanzapine long-acting injection in the treatment of patients with schizophrenia in the United States: a micro-simulation economic decision model. Curr Med Res Opin, 2011, 27 (4): 713-730.

[19] McDonnell DP, Kryzhanovskaya LA, Zhao F, et al. Comparison of metabolic changes in patients with schizophrenia during randomized treatment with intramuscular olanzapine long-acting injection versus oral olanzapine. Hum Psychopharmacol, 2011, 26 (6): 422-433.

[20] Trower P, Birchwood M, Meaden A, et al. Cognitive therapy for command hallucinations: randomised controlled trial. The British Journal of Psychiatry, 2004, 184: 312-320.

[21] Roth A, Fonagy P, Parry G. What works for whom? a critical review of

psychotherapy research. New York: Guilford, 1996.

[22] Turner DT, van der Gaag M, Karyotaki E. Psychological interventions for psychosis: a meta-analysis of comparative outcome studies. Am J Psychiatry, 2014, 171 (5): 523-538.

[23] Butzlaff RL, Hooley JM. Expressed emotion and psychiatric relapse: a meta-analysis. Archives of General Psychiatry, 1998, 55: 547.

[24] Nose M, Barbui C, Gray R, et al. Clinical interventions for treatment non-adherence in psychosis: meta-analysis. Br J Psychiatry, 2003, 183: 197-206.

[25] Pekkala E, Merinder L. Psychoeducation for schizophrenia. Cochrane Database of Systematic Reviews, 2004, (1).

[26] Mueser KT, Corrigan PW, Hilton DW, et al. Illness management and recovery: a review of the research. Psychiatr Serv, 2002, 53: 1272-1284.

[27] Zygmunt A, Olfson M, Boyer CA, et al. Interventions to improve medication adherence in schizophrenia. Am J Psychiatry, 2002, 159 (10): 1653-1664.

[28] Leucht S, Arbter D, Engel RR, et al. How effective are second-generation antipsychotic drugs? A meta-analysis of placebo-controlled trials. Molecular psychiatry, 2008, 14 (4): 429-447.

[29] Innamorati M, Baratta S, Di Vittorio C, et al. Atypical antipsychotics in the treatment of depressive and psychotic symptoms in patients with chronic schizophrenia: a naturalistic study. Schizophrenia research and treatment, 2013, 2013: 423205.

[30] Dlabac-de Lange J J, Knegtering R, Aleman A. Repetitive transcranial magnetic stimulation for negative symptoms of schizophrenia: review and meta-analysis. The Journal of clinical psychiatry, 2010, 71 (4): 411-418.

[31] Bilder RM, Goldman RS, Volavka J, et al. Neurocognitive effects of clozapine, olanzapine, risperidone, and haloperidol in patients with chronic schizophrenia or schizoaffective disorder. American Journal of Psychiatry, 2002, 159 (6): 1018-1028.

[32] Oya K, Kishi T, Iwata N. Efficacy and tolerability of minocycline augmentation therapy in schizophrenia: a systematic review and meta-analysis of randomized controlled trials. Hum Psychopharmacol, 2014, 29 (5): 483-491.

[33] Kishi T, Iwata N. Meta-analysis of noradrenergic and specific serotonergic antidepressant use in schizophrenia. Int J Neuropsychopharmacol, 2014, 17 (2): 343-354.

[34] Findling RL, Johnson JL, McClellan J, et al. Double-blind maintenance safety and effectiveness findings from the Treatment of Early-Onset Schizophrenia Spectrum Study (TEOSS). J Am Acad Child Adolesc Psychiatry, 2010, 49 (6): 583-594.

[35] Maloney AE, Sikich L. Olanzapine approved for the acute treatment of schizophrenia or manic/mixed episodes associated with bipolar I disorder in adolescent patients. Neuropsychiatr Dis Treat, 2010, 6: 749-766.

[36] Caccia S. Safety and pharmacokinetics of atypical antipsychotics in children and adolescents. Paediatr Drugs, 2013, 15 (3): 217-233.

[37] Correll CU, Kane JM. One-year incidence rates of tardive dyskinesia in children and adolescents treated with second-generation antipsychotics: a systematic review. J Child Adolesc Psychopharmacol, 2007, 17 (5): 647-656.

[38] Kumra, S, Kranzler, H, Gerbino-Rosen, G, et al. Clozapine and "high-dose" olanzapine in refractory early-onset schizophrenia: a 12-week randomized and double-blind comparison. Biological Psychiatry, 2008, 63: 524-529.

[39] Suzuki T, Remington G, Uchida H, et al. Management of schizophrenia in late life with antipsychotic medications: a qualitative review. Drugs Aging, 2011, 28 (12): 961-980.

[40] Robinson GE. Treatment of schizophrenia in pregnancy and postpartum. J Popul Ther Clin Pharmacol, 2012, 19 (3): e380-386.

[41] 朱怡康，李春波，王继军，等. 抗精神病药在妊娠期的用药安全性. 中华精神科杂志，2011. 44: 116-118.

[42] 于欣，司天梅，译. Stahl SM 编. 精神药理学精要：处方指南. 第 2

版. 北京，北京大学医学出版社，2009.

[43] TorrensM, Martin-Santos R, Samet S. Importance of clinical diagnosis for comorbidity studies in substance use disorders. Neurotox Res, 2006, 10 (3-4): 253-261.

[44] Graeber DA, Moyers TB, Griffith G, et al. A pilot study comparing motivational interviewing and an educational intervention in patients withschizophrenia and alcohol use disorders. Community Ment Health J, 2003, 39 (3): 189-202.

[45] Sigmon SC, Higgins ST. Voucher-based contingent reinforcement of marijuana abstinence among individuals with serious mental illness. J Subst Abuse Treat, 2006, 30 (4): 291-295.

[46] Pinninti NR, Mago R, De Leon J. Coffee, cigarettes and meds: what are the metabolic effects? Psychiatric Times, 2005, 22: 20-23.

[47] Green Al, Noordsy DL, Brunette MF, et al. Substance abuse and schizophrenia: pharmacotherapeutic intervention. J Subst Abuse Treat, 2008; 34 (1): 61-71.

[48] Green Al, Zimmel SV, Strous RD, et al. Clozapine for comorbid substance use disorder and schizophrenia: do patients with schizophrenia have a reward-deficiency syndrome that can be ameliorated by clozapine?. Harv Rev Psychiatry, 1999, 6 (6): 287-296.

[49] McEvoy J, Freudenreich O, McGee M, et al. Clozapine decrease smoking in patients with chromic schizophrenic, Biol psychiatry, 1995, 37: 550-552.

[50] Medved V, Jovanović N, Knapić VP. The comorbidity of diabetes mellitus and psychiatric disorders. Psychiatr Danub, 2009, 21 (4): 585-588.

[51] Anthony WA, Cohen MR, Farkas MD, et al. Psychiatric rehabilitation. 2nd ed. Boston: MA: Center for Psychiatric Rehabilitation, 2002.

[52] Bellack As, Mueser KT, Gingerich S, et al. Social skill training for schizophrenia: A step-by-step guide. 2nd ed. New York: The Guilford Press, 2004.

[53] Liberman RP, Kopelowicz A. Recovery from schizophrenia: a concept in

search of research. Psychiatric Services, 2005, 56（6）: 735-742.

[54] Dowson C. Education reforming in Hong Kong: integration and inclusion. In Hong Kong Institute of Education（ED.）, Making Integration Successful, Hong Kong, 2000.

[55] Mueser KT, Bond GR. Psychosocial treatment approaches for schizophrenia. Current Opinion in Psychiatry, 2000, 13: 27-35.

[56] Carlos WP, Kenneth JG. Psychiatric Rehabilitation. 3rd edition. Academic Press is an imprint of Elsevier. 2014.

[57] 陈美玉, 徐佳军主编. 精神康复实践手册. 北京, 人民卫生出版社, 2011: 1-20.

[58] 曹连元, 杨甫德主编. 社区精神病学. 北京, 人民卫生出版社, 2009: 94-95.

附件 1

精神分裂症国际最新治疗指南

1. World Federation of Societies of Biological Psychiatry (WFSBP) Guidelines for Biological Treatment of Schizophrenia, Part 1: Update 2012 on the acute treatment of schizophrenia and the management of treatment resistance

2. World Federation of Societies of Biological Psychiatry (WFSBP) Guidelines for Biological Treatment of Schizophrenia, Part 2: Update 2012 on the long-term treatment of schizophrenia and management of antipsychotic-induced side effects

3. APA Guideline Watch: Practice Guideline for the treatment of patients with schizophrenia (Dixon et al. 2009)

4. Anthony F. Lehman, Jeffrey A. Lieberman, et al. Practice guideline for the treatment of patients with schizophrenia Second Edition. Copyright 2010, American Psychiatric Association. http: //www. appi. org/CustomerService/Pages/Permissions. aspx 103-114

5. National Institute for Clinical Excellence: The NICE Guideline on core interventions in the treatment and management of schizophrenia in adults in primary and secondary care (updated edition) (NICE 2010). Available from: www. nice. org. uk/CG82.

6. NICE clinical guideline 178: Psychosis and schizophrenia in adults: treatment and management。Issued: February 2014, Available from: www. nice. org. uk/CG178.

7. NICE clinical guideline 155: Psychosis and schizophrenia in children and young people。Recognition and management, Issued: January 2013, guidance. nice. org. uk/cg155

附件 2

缩略语一览表

缩略词	英文全称	中文名称
5-HT	5-hydroxytryptamine	5-羟色胺
ACT	Assertive Community Treatment	主动式社区治疗
BPRS	The Brief Psychiatric Rating Scale	简明精神病性评定量表
CACR	Computer-Assisted Cognitive Rehabilitation	计算机辅助认知功能康复
CATIE	The Clinical Antipsychotic Trials of Intervention Effectiveness	抗精神病药物临床试验
CBR	Community Based Rehabilitation	以社区为基础的康复
CBT	Cognitive Behavioural Therapy	认知行为治疗
CDSS	The Calgary Depression Scale for Schizophrenia	卡尔加里精神分裂症抑郁量表
CET	Cognitive Enhance Treatment	认知增强治疗
CIDI	The Composite International Diagnostic Interview	复合性国际诊断问卷
CPT	Continuous Performance Test	连续性操作功能测试
CYP	Cytochrome P450 Enzymes	细胞色素酶 P450
DA	Dopamine	多巴胺
DSM-5	Diagnostic And Statistical Manual Of Mental Disorders, Fifth Edition	精神障碍诊断与统计手册第 5 版
DUP	Duration Of Untreated Psychosis	精神病未治疗时间

（待续）

续　表

缩略词	英文全称	中文名称
EPS	Extrapyramidal Side Effects	锥体外系反应
FDA	U. S. Food and Drug Administration	美国食品药品监督管理局
FGAs	First Generation Antipsychotics	第一代抗精神病药物
GABA	Gamma-Aminobutyric Acid	γ-氨基丁酸
GAF	Global Assessment Of Function	大体评定量表
ICD-10	International Classification Of Mental And Behavioural Disorders, 10th Revision	国际精神与行为障碍分类标准第 10 版
IPT	Integrated Psychological Therapy	整合心理治疗
M. I. N. I.	The Mini-International Neuropsychiatric Interview	简明国际神经精神访谈
MATRICS	The Measurement And Treatment Research To Improve Cognition In Schizophrenia	改善精神分裂症认知的评估和治疗研究
MECT	Modified Electroconvulsive Therapy	改良电抽搐疗法
NaSSa	Noradrenergic And Specific Serotonergic Antidepressant	去甲肾上腺素能及特异性5-HT 能抗抑郁剂
NMDA	N-Methyl-D-Aspartic Acid	N-甲基-D-天冬氨酸
NMS	Neuroleptic Malignant Syndrome	恶性综合征
PANSS	The Positive and Negative Syndrome Scale	阳性与阴性症状量表
PSP	The Personal And Social Performance Scale	个人和社会功能量表
rTMS	Repetitive Transcranial Magnetic Stimulation	重复经颅磁刺激治疗

（待续）

缩略词	英文全称	中文名称
SCID	Structured Clinical Interview For Axis I Disorders	轴I障碍用临床定式检查
SDA	Serotonin-Dopamine Antagonists	5-羟色胺-多巴胺拮抗剂
SDSS	Social Disability Screening Scale	社会功能缺陷筛查量表
SGAs	Second Generation Antipsychotics	第二代抗精神病药物
SNRIs	Serotonin And Norepinephrine Reuptake Inhibitors	5-HT和去甲肾上腺素双摄取抑制剂
SOFAS	The Social And Occupational Functioning Assessment Scale	社会和职业功能评定量表
SSRIs	Selective Serotonin Reuptake Inhibitors	选择性5-羟色胺再吸收抑制剂
TCAs	Tricyclic Antidepressants	三环类抗抑郁药
TD	Tardive Dyskinesia	迟发性运动障碍
TRS	Treatment Resistant Schizophrenia	难治性精神分裂症
UHR	Ultra High Risk	超高危个体
VBM	Voxel-Based Morphometry	基于体素的形态学测量
WAIS	Wechsler Adult Intelligence Test	韦氏成人智力量表
WCST	Wisconsin Card Sorting Test	威斯康辛卡片分类测验
WMS	Wechsler Memory Test	韦氏记忆量表